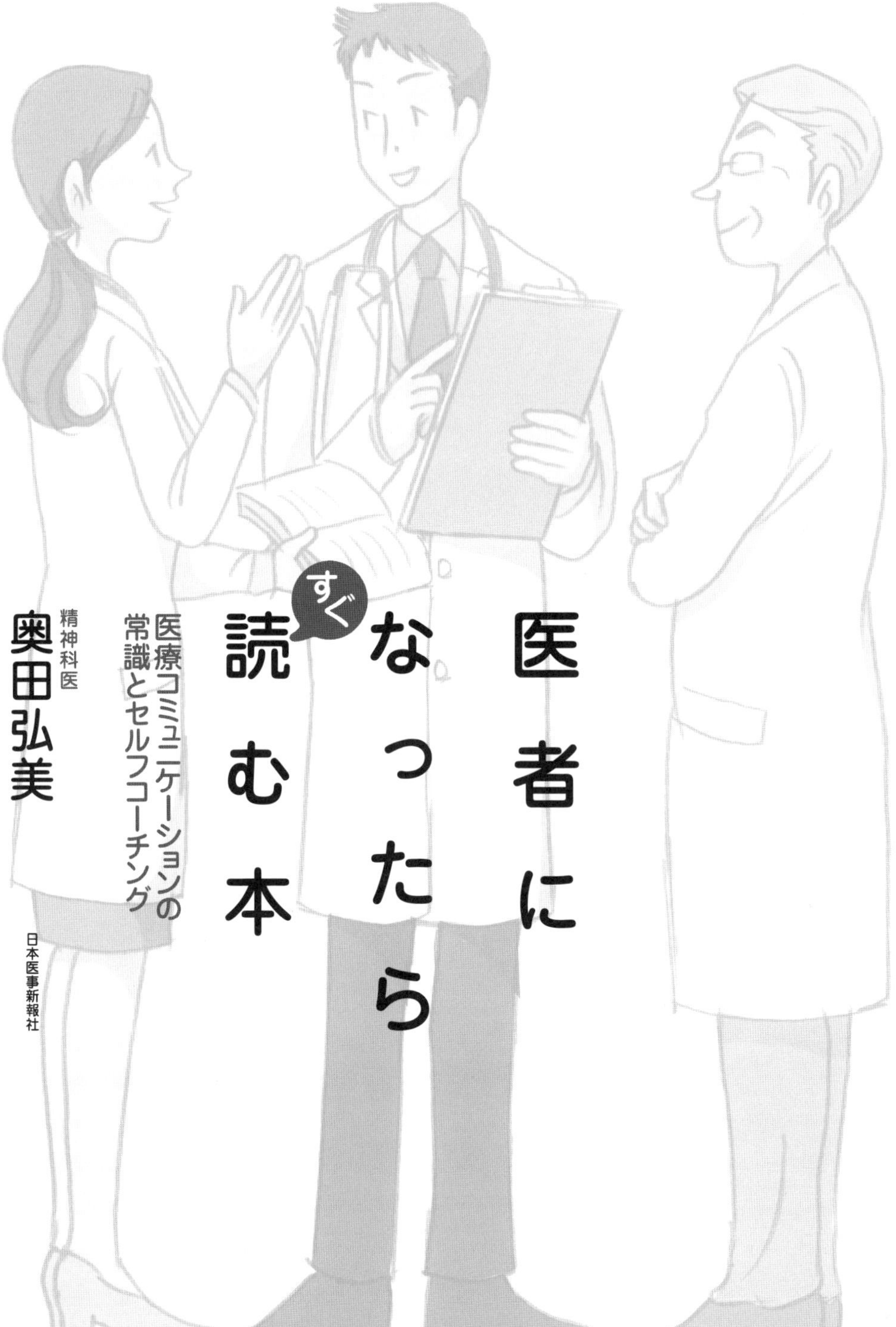

医者になったらすぐ読む本

医療コミュニケーションの常識とセルフコーチング

精神科医
奥田弘美

日本医事新報社

はじめに ——— コミュニケーションはあなたを守り、育てる

この本を手にとっていただき、ありがとうございます。

本書を開かれているあなたは、たぶん新人医師として毎日忙しく目まぐるしい研修生活を送っておられることでしょう。本書は、そんなあなたに、ぜひ身に付けて欲しいと願うコミュニケーション・スキルを解説したものです。

私は現在18年目の臨床医ですが、自らの研修医時代を振り返るに、「**コミュニケーションがもっと上手にとれたならば、もっともっと有意義でラクに研修医生活を送れたのになあ**」と悔やむことしきりです。今から思うと、自分のコミュニケーション能力が稚拙なために、患者やスタッフ、先輩医師との関係がうまくいかずに、大小のトラブルや心労に悩まされ振り回された日々でした。

チーム医療の現場では、いかに周りの人とコミュニケーションをスムーズに行えるかどうかが、医師としての成長や活躍を左右します。**いくら能力や知識が高くても、他人の気持ちをしっかり聞き取り、自分の意志を適切に伝えることができなければ、チーム医療は成り立ちません。**先輩医師やコメディカルからの貴重な情報もアドバイスも当然ながら少なくなってしまいます。

また、患者や医療スタッフとのコミュニケーションがしっかりできていれば、医療トラブルに巻き込まれる危険性も大きく低下します。特に研修医時代は未熟な技量のために、患者やスタッフとの摩擦がおこりがちです。**その摩擦がこじれて大きなトラブルに悪化するかどうかは、コミュニケーションによる意思疎通ができているかに大きく左右されます。**もちろん意思疎通が良くなれば良くなるほど、治療効果がでやすいことは言うまでもありません。

このようなコミュニケーションの重要性に私がはっきり気づいたのは、残念ながら臨床研修を終えたあとでした。しかし、遅ればせながら「コーチング」というコミュニケーション法を学び、「メディカルサポートコーチング法」という医療コミュニケーション法を考案して実践し始めたのでした。その結果、医師としての毎日が非常に安定し、スムーズに医療が遂行できるようになりました。さらに、本法に関する本を出版してからは、医師、看護師、その他のコメディカルの方からも、「患者との関係がよくなった」「スタッフとの意思疎通がよくなった」などとの嬉しい感想を多々いただき続けています。

そこで今回、このメディカルサポートコーチング法をベースとして、特に研修医向けに特化して「これだけは知っておいて欲しい」と思うコミュニケーションのコツをまとめることになりました。研修医時代に必要な患者、医療スタッフ、指導医・上司とのコミュニケーションをテーマに、わかりやすく簡潔に即戦力として活用できるように執筆しています。

本書でご紹介するコミュニケーションスキルは、医師としてだけではなく、社会人（ビジネスパーソン）として常識的に知っておきたいことも網羅しています。意外なことに、今までの医師は非営利的職業ということで、ビジネスパーソンとして必ず知っておかなければならない基本常識にうとすぎた傾向があります。そのため「医者は世間知らず」などという陰口も世間ではささやかれていたものでした。

しかしグローバル化が進む現代社会において、これからの医師には、医療人としてだけではなくエグゼクティブ・ビジネスパーソンとして、どのような場に出てもスマートに振る舞えるスキルが必要です。そのような一般ビジネスマナーを最低限知っているかどうかで、社会人としての信頼性や人間性も判断されるといっても過言ではないでしょう。本書を活用して、医療人としても社会人としても、あなたのコミュニケーション能力に磨きをかけていただきたいと思います。

さらに本書の第5章では、より良いコミュニケーションを作り出すための基本となるセルフコントロール法「セルフコーチング」についても触れました。「コミュニケーションはまず笑顔から」とよくいわれますが、心身の安定したセルフコントロールができていないと笑顔ひとつ作ることはできません。セルフコーチングは、これからの多忙な医師生活を乗り切るためのメンタルヘルスケアとしてもぜひ役立ててください。

あなたの医師人生を支えていく大切なコミュニケーション能力の基盤づくりに本書をお役立ていただけたら幸いです。

奥田弘美

医者になったらすぐ読む本　目次

第1章　コミュニケーション前に押さえておきたい基本
〜まずはノンバーバルから意識しよう〜

第2章

医者も知っておくべき一般的ビジネスマナー

～最低限これを知らないと恥をかきます～

第3章

患者診療に役立つコミュニケーションスキル

～双方向に流れの良い会話をつくる～

第4章 スタッフとのコミュニケーションのコツ
～チーム医療の良きリーダーになるために～

第5章 研修医時代を乗り切るためのセルフサポートコーチング
～メンタルヘルスと自己実現のためのセルフケア～

第1章

コミュニケーション前に押さえておきたい基本

〜まずはノンバーバルから意識しよう〜

◇コミュニケーションはノンバーバルが7割

他者と向かい合って会話が始まった時、私たちは「何を話そうか、どう答えようか」といった言葉の内容（バーバル）に気をとられます。

特に私たち医者は、患者やスタッフと会話するときには、「いかにわかりやすく理路整然と正しく説明しようか」という「言葉の内容」に腐心しがちです。なにせ誰からも「先生」と呼ばれる立場になるので、どうしても「相手にとって有益なことを、きっちりと正確に伝えねばならない」というプレッシャーがかかってしまうのです。

しかし、心理学的な研究や調査によると、対話において伝えられるメッセージは、言葉そのものによっては35％程度しか伝わらないとされています。残りの65％は、表情、外観、ジェスチャーなどの視覚情報と、話しぶり、声色、トーン、間の取り方などの言葉以外の手段（ノンバーバル）によって伝わっていくとされているのです。

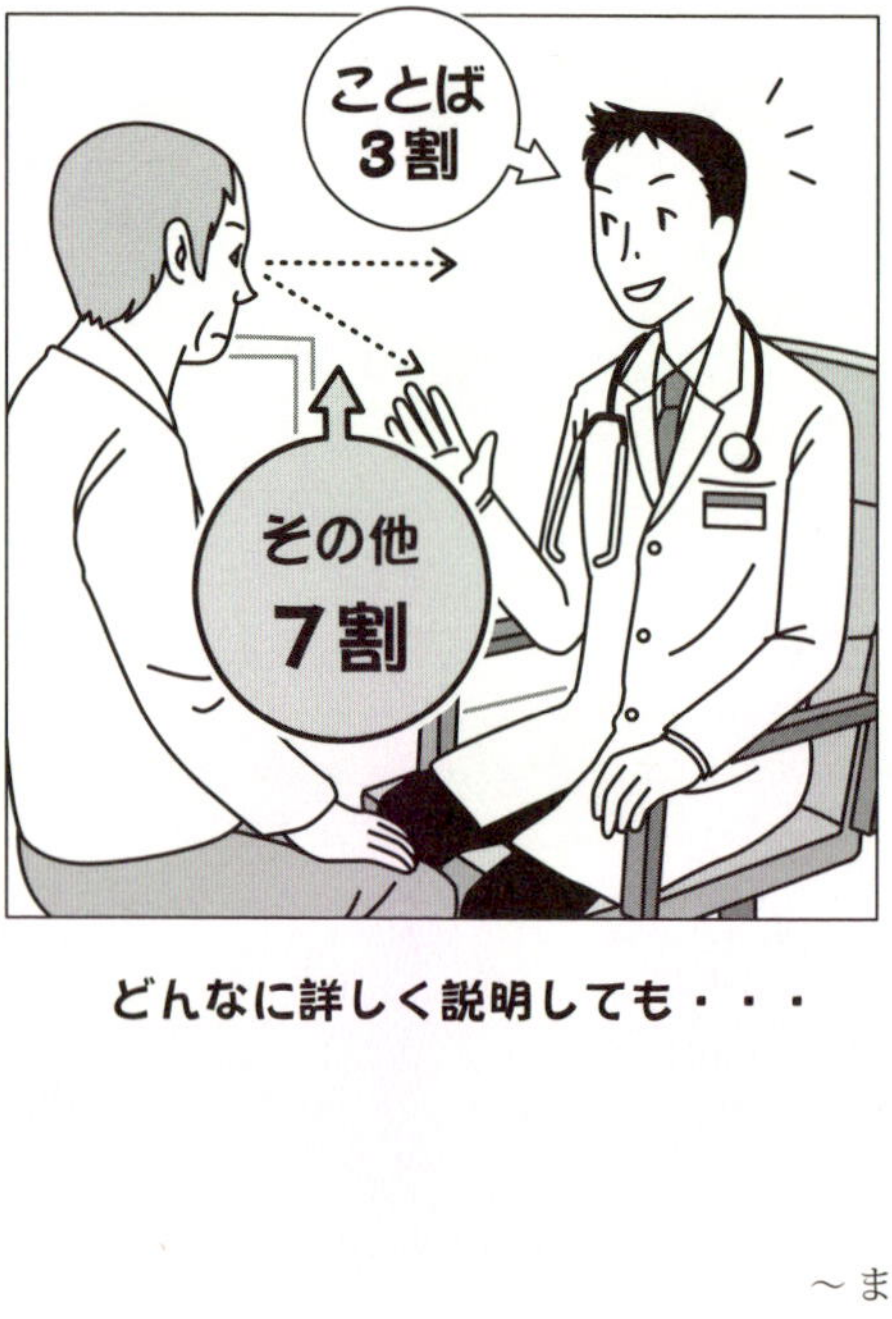

どんなに詳しく説明しても・・・

例えば、あなたが糖尿病患者の病状を親身に考えて、食事療法の必要性をあれこれ言葉を選びながら一生懸命説いたとしても、表情や声のトーンや声色に「親身さ」が出ていないと、その気持ちが充分に伝わらないということなのです。

私自身も研修医の頃、「患者さんには優しく誠実な医師でありたい」ともちろん頭では考えていたのですが、あまりそのようには感じてもらえなかったように思います。なぜかというと、表情や話し方、声色などがそれにそぐわなかったからです。忙しさにかまけてセカセカした雰囲気で話したり、立て板に水の如く早口で説明したり…今思い出しても「さぞ冷たい機械的な医師に見えていただろうなあ」と苦笑いしてしまいます。

つまり、**相手とより良いコミュニケーションをとっていこうとすれば、話す内容（バーバル）だけでは効果が薄く、その他のノンバーバルな部分にも気を配らねばならない**ということなのです。そこで、まずはコミュニケーションにおけるノンバーバルな部分に焦点を当てていきたいと思います。

実はノンバーバルのかなりの部分は、会話が始まる前に準備しておくことが可能なのです。逆に言うと、いかにノンバーバルな部分を充実させられるかどうかは、会話以前の知識と準備によるとも言えるのです。

では、さっそく医師が身に付けておくべき会話のノンバーバル・スキルについて具体的に説明していきましょう。

◇理想像を表現するためのノンバーバル

あなたは、ひと言で言うと、どんなタイプのコミュニケーションをとる医師でありたいですか？「誠実で優しさにあふれた癒し系」「親切で暖かい雰囲気の赤ひげ先生タイプ」「クールで優秀な敏腕エリート」「情熱にあふれてバリバリ活躍する熱血タイプ」などなど、あなたなりの理想の医師像がきっとあると思います。

まずは、あなたの理想とする医師像を、一度言葉にしてみましょう。世の多くの目標達成法では、まず自分の目指す目標や理想を、具体化すればするほど達成しやすくなるとされています。漠然とした「良いお医者さん」ではなく、具体的に目標を設定することが大切です。それによってノンバーバルの準備を具体化させることができます。

ただし理想像は、自分自身のキャラクターに合った無理のない範囲で設定するのがコツです。例えば、体育会系で力強くスピーディな雰囲気を持った人が、「物静かで、穏やかな癒し系」を目指しても無理がありますよね。「テキパキと仕事をこなしていく暖かな医師」としたほうが、無理なくしっくりくるのではないでしょうか？　ちなみに私自身は、おっとりした柔らかな癒し系タイプではないため、「優しくて穏やかな医師」というのは無理があります。そこで「理知的でハキハキとした誠実な女医」を目標としています。（まだまだ至らぬところも多いですが…）

このような感じで、自分にぴったりくる理想像を自分自身の言葉で表現してみましょう。そしてそれを次の表「あなたの理想コミュニケーション像」に書き込んでみてください。

もしあなたが理想とする人が実際にいるならば、理想のモデルとして名前を書き込んでいきましょう。先輩、上司などの身近な人がベストですが、俳優、アナウンサー、小説や漫画の主人公などでもかまいません。自分の理想のコミュニケーション像として、目標にしたいモデルがみつかれば、さらに具体化しやすくなります。私自身は、吉永小百合さんや先輩のN先生を長年モデルとして設定していますが、彼女達の顔を思い浮かべるだけで何となく気持ちがひきしまり、良い笑顔や雰囲気がつくりやすくなります。

ぜひあなたにも、自分にぴったりのモデルを見つけて欲しいと思います。

あなたの理想像がクリアになったら、その理想像を表現するノンバーバルを詳しく考察していきましょう。表には、視覚、聴覚といった言葉以外のノンバーバル・コミュニケーションについて書き込める欄を作っています。

あなたの理想コミュニケーション像

理想のコミュニケーション像	〔　〕
モデルとなる人	〔　〕
ノンバーバル部分のチェック項目（理想像を表現するには？）	
服装や髪型、髪の色など	〔　〕
表情やしぐさ	〔　〕
話す姿勢や態度	〔　〕
声の大きさ、トーンなど	〔　〕
その他、気づいた項目	〔　〕

では、表の項目に従って、あなたの理想像を表現するためのノンバーバルを具体的に考えていきましょう。まずは、服装や表情といった視覚のノンバーバルから始めます。

◇まずは見た目から

あなたの勤めている病院では、医師に対して服装の規定がありますか？　もしかしたらネクタイ着用を義務付けていたり、スニーカーやジーンズ、茶髪やイヤリング禁止などの規定が設けられているかもしれませんね。これらの服装規定は、若い医師にとっては「面倒くさい」「堅苦しい」などと感じられるかもしれませんが、実はちゃんとした意味や効果があるのです。

コミュニケーションにおける**ノンバーバルな部分で最も大きな影響を持つのは、視覚情報**だとされています。つまり服装、髪型、表情などが、大きな影響力を持つのです。

さて、あなたの服装や髪型、髪の色などは、あなたの理想とする医師のイメージにマッチしているでしょうか？　あなたの設定した理想のイメージを高めるために役に立つと思われる具体的な事柄を書き出してみてください。その際にはモデルを設定した人は、その人を思い浮かべると具体化しやすくなります。

ちなみに先述したネクタイ着用という服装規定は、まさに「信頼性」「優秀さ」「紳士性」といった医師のイメージを高めるために非常に役に立っています。例えばパイロットの服装を想像しても理解できるように、パリッとしたネクタイやスーツは、「信頼のおける優秀なエリート」というイメージをより強く演出してくれます。

逆にジーンズやスニーカー等のカジュアルな服装や派手な茶髪は、いくらセンスがよく似合っていたとしても、このようなイメージをかもし出してはくれません。そのようなファッションを好む若い世代の患者には、「かっこいい」「親しみやすい」という良いイメージにつながるかもしれませんが、少なくとも社会人や年配の人には逆効果でしょう。

プライベートは自由な好みのファッションを楽しんでも全く問題ありませんが、医師として職場に入るときには、まず服装や髪型といった外観に、プロフェッショナルとしての自分のイメージを高めるためにも気を配って欲しいと思います。

ちなみに私自身は現在、外来を週3日、病棟管理を週1日受け持っていますが、どちらでも絶対にジーンズは着用しません。特に服装規定を設けられていない職場なのですが、白衣のVゾーンを意識してTシャツ類やラフすぎる雰囲気のカットソーは着ないようにしています。色も派手な原色系は避けて、顔映りが良く気持ちが落ち着く効果のあるブルー系や、優しい雰囲気になりやすい淡色系のものを愛用しています。

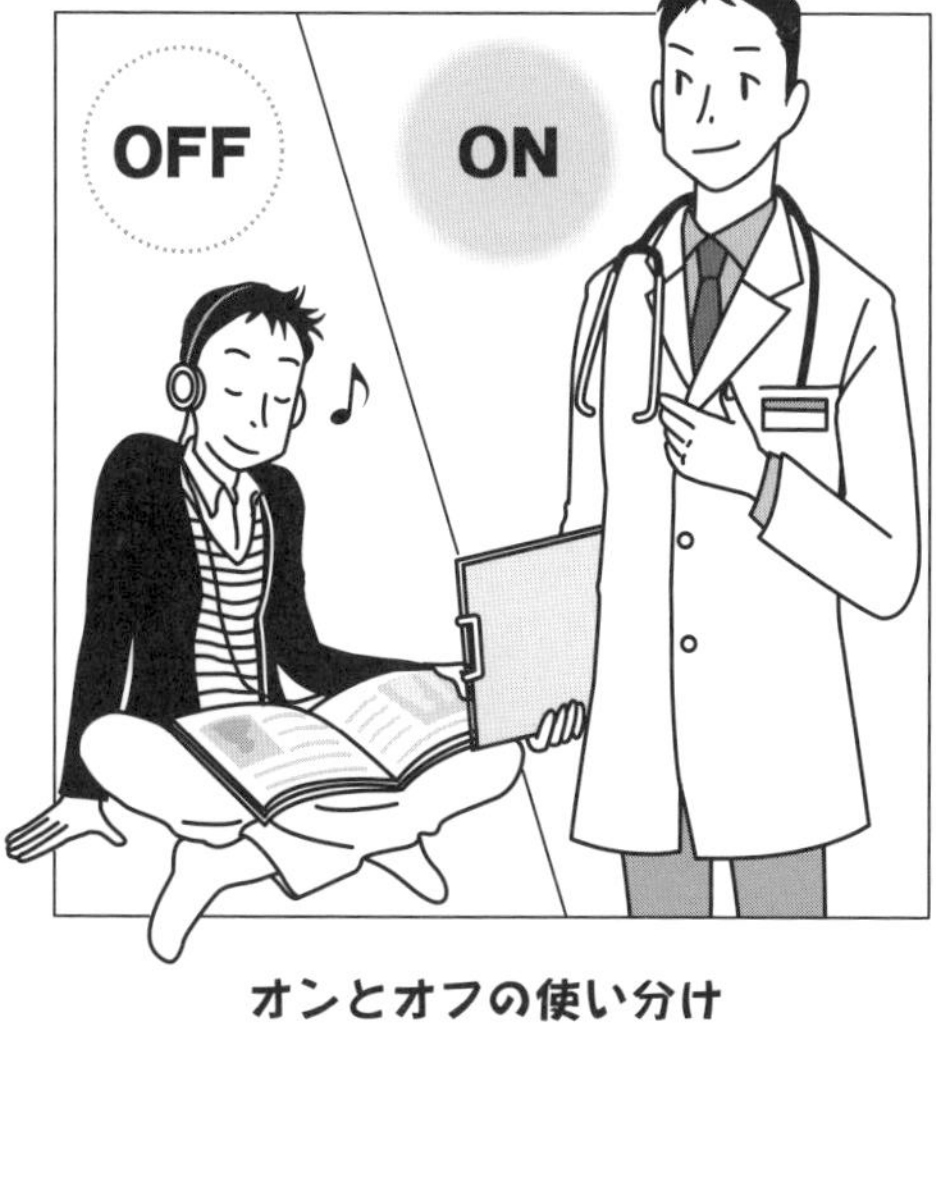

オンとオフの使い分け

通勤の際もスーツとまではいきませんが、ある程度きっちりした服装を心がけています。病院の外でも患者と会う可能性がありますし、何よりもプライベートとは違ったキチンとした服装をすることで、気持ちを「仕事モード」にチェンジできるからです。

以下に、あらゆる年齢層に好感を持って受け入れてもらえる服装、髪型の基本常識を列挙しました。あなたの理想像を具体化するために、参考にしてみてください。

髪　型

○医療現場で許される髪の色は自然な栗毛色まで。今は髪のカラーチェンジが当たり前のファッションになっているが、年配の人にとっては「茶髪＝不良」のイメージが強い。「ちゃらちゃらした不真面目な医者」というイメージを抱かれかねない。

○男性の長髪には不潔感・不信感を感じる人が多い。医療現場では常識的な長さが無難。以前、アーティストよろしく後ろで髪を束ねている男性医師がいましたが、ある年配の患者から彼が主治医になったとたん、「主治医を交代して欲しい」という要望が入ったことがあります。

○女性の長髪はきちんと束ねる。白衣の肩に広がる長髪は、不潔さやだらしなさを演出してしまう。ショートでもうつむいたとき支障のないような髪型にする。

服装

○白衣は汚れのないものが基本。こまめに洗濯に出す。患者は医師の清潔さに非常に神経質になっている。汚れがついているだけでイメージダウンしてしまう。

○よれよれになったもの、シワになった白衣は、汚れていなくても、だらしなくて鈍重な印象を与えるので損。

○白衣のボタンはきちんととめる。私服に前をはだけたままで白衣を羽織っている人がいるが、だらしなく不誠実なイメージを持たれることが多い。

○白衣から見えるVゾーンや足元は、カジュアルすぎないように心がける。Tシャツやジーンズ、スニーカーは、基本的には成人を患者対象にする医療現場には不適だと思われるが、小児科などではあえて患者を緊張させないために許されているところもある。その職場で許される範囲のカジュアルさを順守する。わからなければ、先輩に相談しよう。

○女性は、短すぎるスカートは避ける。ネックレスなどのアクセサリー類は規則で禁止されていないのであれば、診療の邪魔にならない小さなものにする。ピアスは処置中に落ちる可能性が否めないため、つけないほうが無難。

○歩くとカツカツなるようなヒールの靴は、患者の神経に触るために履かないようにする。ブーツは元来インドア用の履物ではないし、行動の機能性も落ちるために、必ず履き替える。

○胸ポケットにペンやライト、ハンマー等を多量に差し込まない。うつむいた時に患者の上に落ちる可能性があるため、診察時に余計な心配を与えてしまう。

◇表情やしぐさも大事なコミュニケーション手段

次にあなたの理想のコミュニケーションを表現するためには、どのような表情やしぐさがふさわしいかを考えましょう。モデルとなる人がいればその人を想像してみてください。

私は患者を外来に呼び入れる時や、ベッドサイドに訪問する時には、先刻ご紹介した吉永小百合さんや先輩のN先生の表情を、意識して思い浮かべるようにしています。彼女たちは満面の笑みでニコニコというタイプではありませんが、品の良い微笑を口元に浮かべています。私は人見知りする方なので、ついつい表情が硬くなってしまうのですが、こうしたマイ・モデルとなる人の顔を思い浮かべるだけでも良い表情が作りやすくなります。

すべての医療者が心がけねばならない表情の基本は、穏やかなスマイルです。

ホテルやレストランなどの接客サービス業に従事する人は、一流になればなるほど「**ほどよい加減の穏やかなスマイル**」をたたえています。穏やかなスマイルは、「あなたを私は歓迎していますよ」というホスピタリティーを表す基本的サインです。笑顔の全くない相手と接すると、人は「私は歓迎されていないのでは？　嫌われているのでは？」という不安感を感じてしまいます。またスマイルには、相手の緊張や警戒心を解くという重要な働きもあります。

医師も広い意味ではサービス業のひとつに入ります。たとえ自分が疲れていても忙しくても、相手に良い感情を抱いてもらえる「ほどよいスマイル」をいつでも浮かべられるように心がけましょう。

特に年配の男性医師のなかには、全く笑顔を見せずに診療している人をしばしばみかけます。私自身、子供が生まれてから患者側に立つことが多くなって実感しましたが、こうした笑顔のない医師の前に座るだけで「わ、こわそう」と緊張度が上がります。念のために伝えておきたい症状があっても「不機嫌そうだからやめておこう」と差し控えてしまうこともあるでしょう。

ほんの少し表情を緩められるか否かで、診療で得られる情報量にも差が出てしまうのです。医療現場は一般的に緊張度が高いために、ついつい表情がこわばりがち。ぜひ意識して、いつでもスマイルを浮かべられるように訓練していただきたいと思います。

私が個人的におすすめするスマイル・トレーニングは、トイレに行ったときなどに鏡の前で顔面ストレッチをすること。「あ・い・う・え・お」を大きな口をあけて口真似してみたり、口角を思い切りニーっと横へ引き上げたり、目をギュッと閉じて開けたりします。それだけでも口元や目元の筋肉がゆるみ、笑顔が出やすくなりますよ。

しぐさについても、一考してみてください。貧乏ゆすりやボールペンをくるくるまわすようなしぐさは、余裕のなさやイライラ感といったイメージを与えてしまいます。髪の毛を

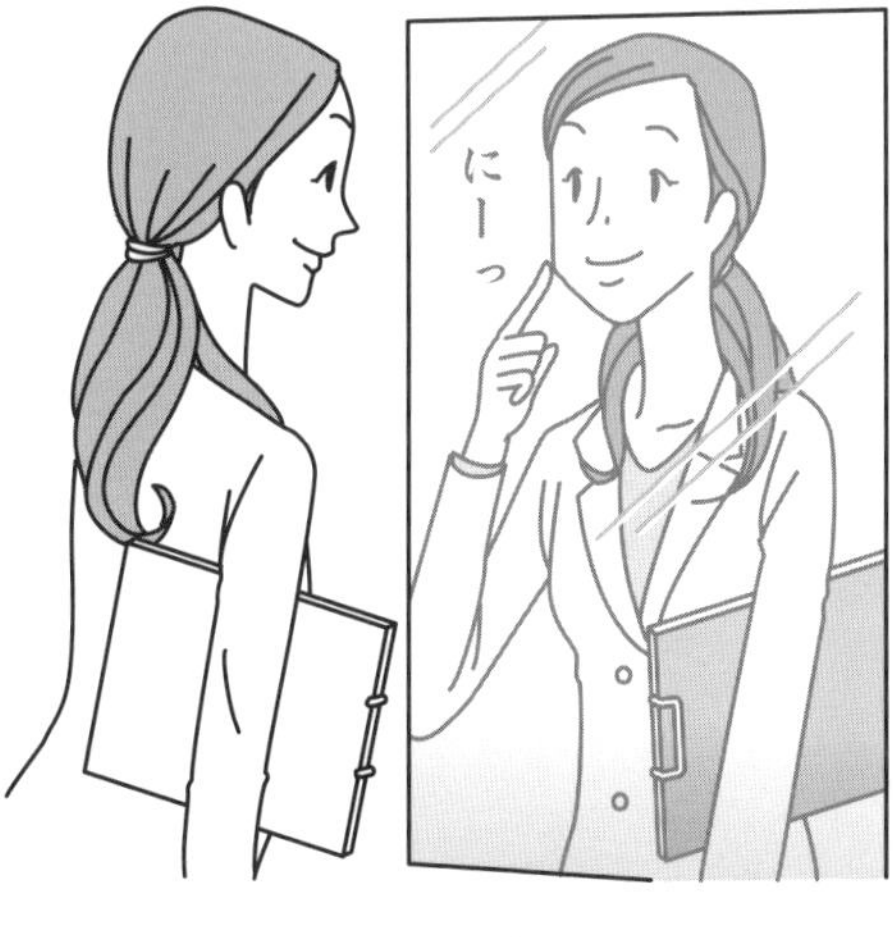

笑顔の練習

不必要にさわるしぐさも、不潔感をあおってしまいます。

逆に患者を励ますときなどに、相手の肩を暖かくポンポンとたたくようなしぐさは、暖かさや親密感を抱かせる場合もあります。私がモデルにしているN先生は、この「肩ポンポン」がさりげなくて非常に上手なので、ときどき真似させてもらっています。

すてきな表情にはすてきなしぐさがつきものです。一度じっくりとあなたの理想のモデルとなる人を観察して、すてきなノンバーバル・スキルを盗んでみませんか?

◇目は口ほどにものを言う

会話において相手に好印象を与えるための姿勢や態度の基本は、アイコンタクトと視線にあるといっても過言ではありません。しかし医師の中には、パソコンやカルテを書くことに一生懸命となり、患者とほとんど目を合わせない人をしばしばみかけます。アイコンタクトと視線、まずこの二つについて重点的に解説していきましょう。

アイコンタクト

コミュニケーションにおけるアイコンタクトは、非常に大きな意味を持っています。まず、アイコンタクトをとるということは、「あなたの存在を認めていますよ」というメッセージを送っていることに他なりません。

アイコンタクトをしない会話は、相手にとって失礼であるばかりか、**自分の存在が認められていないのではないか**という、不安や寂しさを感じさせてしまうのです。

どんなにカルテを書く必要があっても、パソコンに入力しなくてはならなくても、コミュニケーションしている相手とは何度も意識して視線を合わせ、アイコンタクトをとりましょう。ただし、ギュッと目を凝視する必要はなく、相手の上半身をやわらかく見つめるといった程度で十分です。欧米人のように、目と目をバッチリ合わせるのが苦手なタイプが、日本人には多く存在するようです。私自身も例に洩れず、人見知りしやすいために見知らぬ人の目を見るのが苦手でしたが、**上半身をふんわり見つめる**というアイコンタクト法で苦手意識を克服しました。

アイコンタクトを意識し始めてわかったのですが、アイコンタクトは、相手の表情や顔色を詳細に観察できるチャンスにつながるということ。「今日は顔色が冴えないし、むくんでいるな。心機能の再チェックをしよう」とか、「あれこれと訴える割には、表情に張りがあるし目も輝いている。すこし神経症的傾向が強いのかも」などと診断に役に立つことがいっぱいです。

なお、アイコンタクトは、ずっとし続ける必要はなく、ときどき数秒視線をはずすことが息抜きとなります。書類やパソコン画面に目を移す、自分の組んだ手をみつめるなど、シチュエーションにあった方法で、一息ついてみてもいいでしょう。

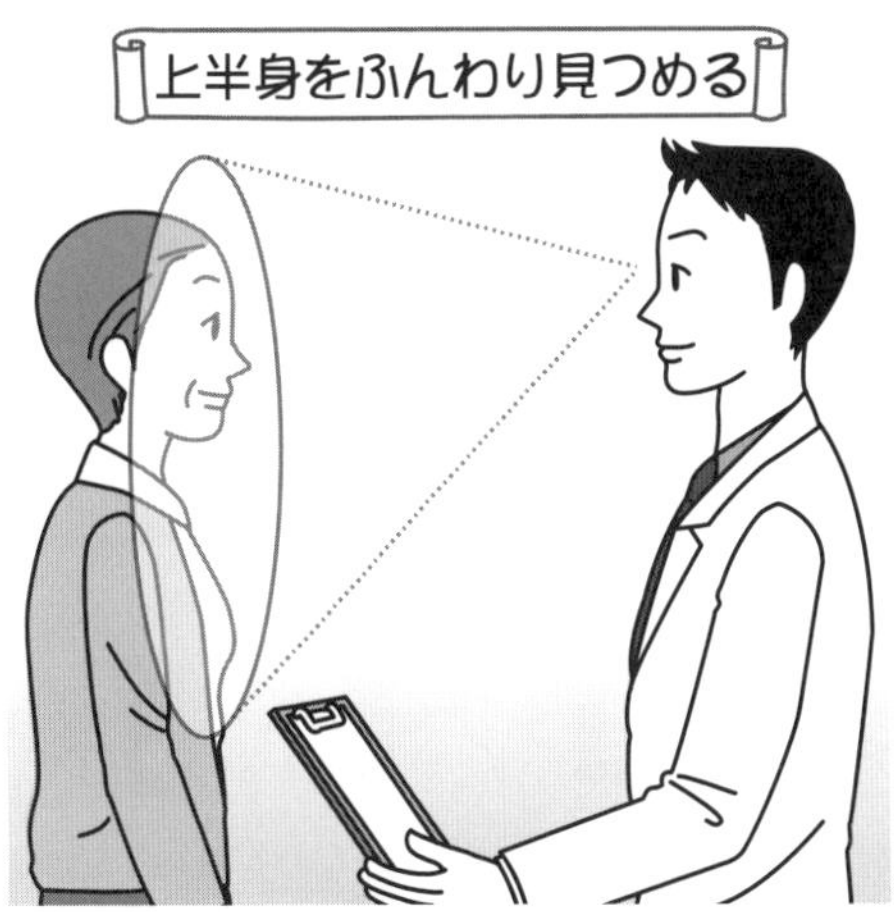

「日本人向け」アイコンタクト

視線

次に視線について解説します。下図のような位置関係を想像してみてください。

まず①のパターンは、あなたが立って、相手が座っています。この場合、ほとんどの人が威圧感を感じます。そして話していて落ち着かないという感覚を持ちます。上から下というのは、**「命令のポジション」**であり、相手には、いやおうなく圧力がかかってしまうからです。

また立っている相手からは、安定感が得られません。あなたが意図する、しないに関わらず、相手は**「あなたがいつ立ち去るかもしれない」**と感じてしまいます。忙しくて座っている時間がないのか、はやく話を切り上げたいのか、などといった要らぬ気遣いをさせてしまいがちです。

ベッドサイドでは、どうしても視線が高くなってしまうことが避けられない場合があります。そんなときは、できるだけ椅子に座る、かがむなどして、視線の高さの差を縮めるように工夫しましょう。

次に②のパターン。あなたが座って、相手が立っています。さっきと逆で、相手が優位に立てるポジションかというと、実はそうではありません。それが可能なのは、力関係において相手があなたより強いときだけ。相手

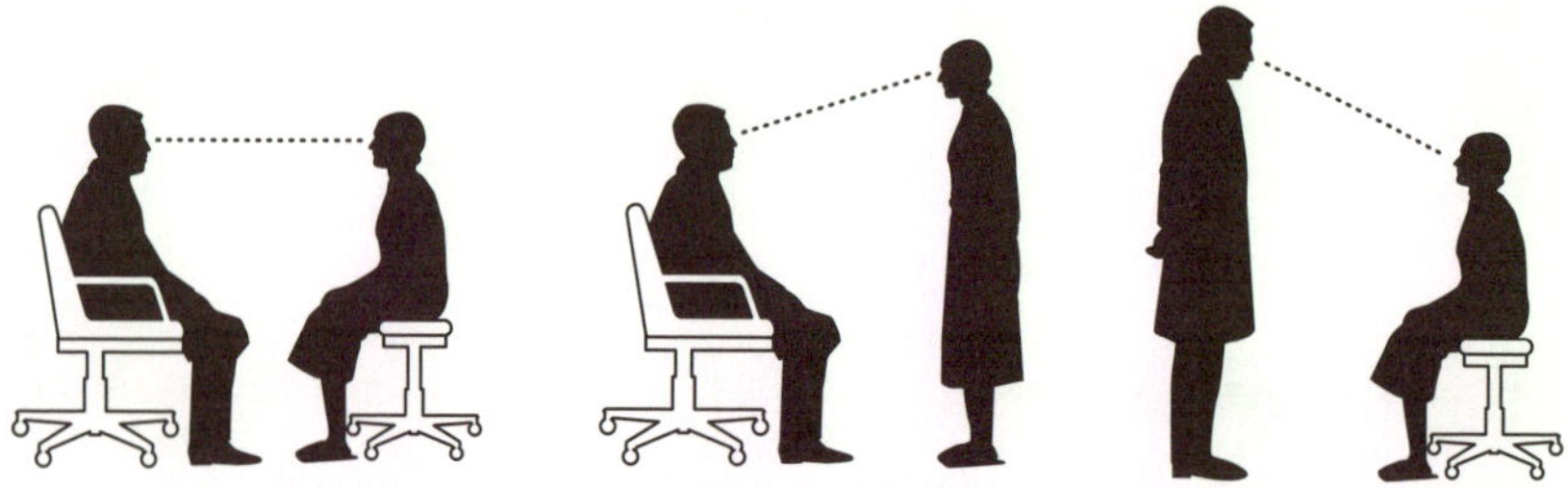

①あなたが立って相手が座っている。

②あなたが座って相手が立っている。

③あなたと相手が同じ高さで対座している。

があなたと同じ立場、もしくは弱い立場の場合は、逆に「**尋問のポジション**」になってしまいます。

自分は立たされている。相手は椅子にゆっくり座っている。このシチュエーションは、上司が部下を呼びつけて詰問しているときによく見られるシーンですよね。この体勢ではほとんどの人が萎縮してしまい、自分に都合の悪いことは言わなくなってしまいます。

最後の③の場合は、あなたと相手が同じ高さで話しています。この場合、基本的には力関係は対等のポジションとなります。視線の高さを合わせるだけで、「話しやすい」「聴いてもらっている」という感覚が生まれます。視線の高低がなくなることで、バランスが取りやすくなるし、話し手は聴き手に受けとめられている感覚を感じやすくなるのです。

しかし、真正面に座ってしまうと、相手との力関係にもよりますが「なんだかちょっと窮屈」「緊張する」という感想も聞かれます。

そこで重要なのが、体のポジショニングです。まっすぐに真正面で相手と対座すると、**相手の感覚がどこへも逃げられないために、すべてあなたに向かってしまいます。そのため緊張し、対立しやすくなるのです。**

最も理想的なのは、斜め45度ぐらいだとされています。ちょうど、4人がけのテーブルで、対角線に座る位置だと考えてください。これだと、相手の感覚が逃げる場所ができ、お互いがリラックスして話すことができます。

患者への説明の際はもとより、スタッフを呼んで話を聞くとき、先輩医師に頼みごとをしにいくときなど、是非このポジショニングを活用してみてください。

私が現在勤務しているクリニックでは、患者さんとデスクを挟んで真正面に向かい合い、カウンセリングするポジションとなっています。そこで私はあえて自分の椅子を横にずらして、斜め45度の対角線上に視線が向くように工夫しています。

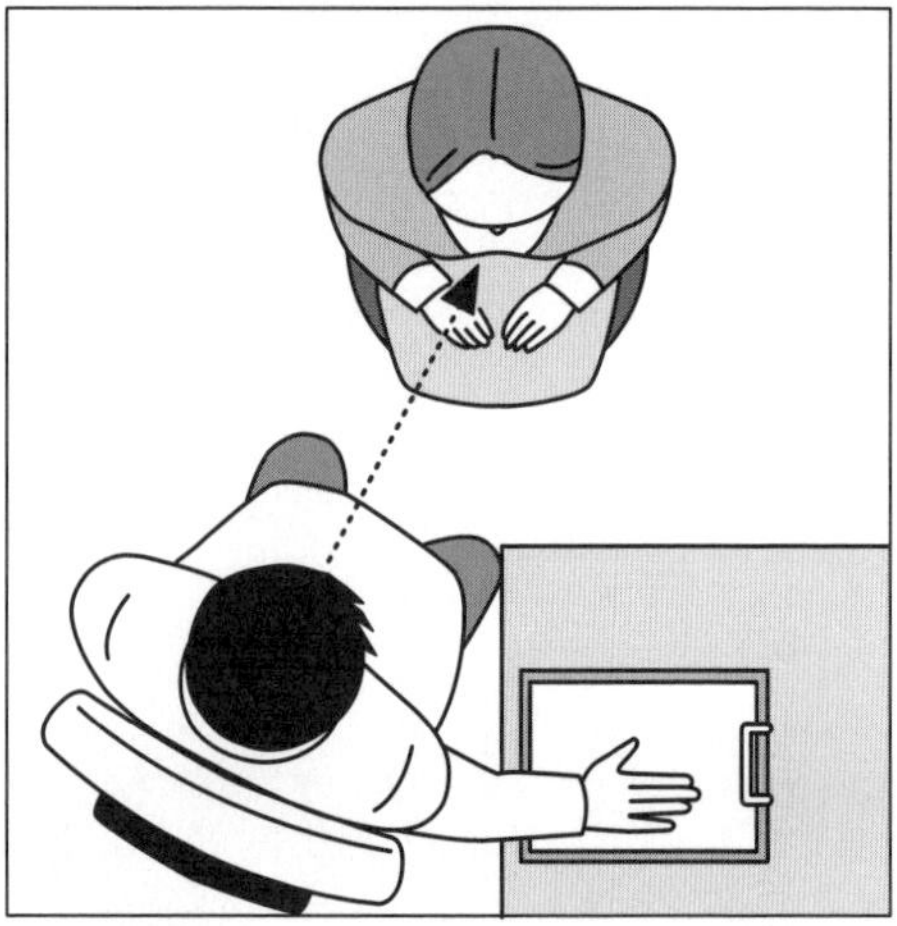

斜め45度がベストポジション

態度の注意点

仕事上での相手と話すとき、腕組み、足組みは基本的にやめましょう。**腕組みは相手に「拒絶」を感じさせる**効果があります。また足組みは尊大で無礼な態度を演出します。

もちろん頬杖をつくのは論外です。椅子にだらしなくもたれすぎて、上半身がふんぞり返るような姿勢になるのにも気をつけてください。

実は年配の男性ドクターには、この腕組み、足組み、頬杖などの姿勢をとる人が意外と多いものです。もしあなたの指導医がこのような姿勢をとっていたとしても、絶対に真似しないでください。

私が研修医のころ、同期の男性医師が指導医の腕組みを真似し始めたことがありました。本人は若さをカモフラージュしたかったのかもしれませんが、全くの逆効果でした。患者さんたちの雑談で、「あの先生は若いくせに態度が大きい」と噂されていたのを偶然耳にして驚いたことを覚えています。若手医師は無理に背伸びして威厳を演出するよりも、丁寧で誠実な態度が好印象となることを忘れないでください。

◇聴覚のノンバーバル

声の大きさ、トーン、抑揚、話すスピードといった聴覚系のノンバーバルについても、一度具体化してみましょう。

一般的に大きな高いトーンの声で、早いスピードでまくしたてると、相手に威圧感を与えやすくなります。逆に抑揚のない小さな声で、ボソボソと話してしまうと、やる気のなさや自信のなさを表現してしまいます。

特に患者と話す場合は、相手の体調が悪い場合が多く、かつ高齢者も多いことから、**聞きやすい適度な大きさの声で、ゆっくり目に話す**ことが基本です。

一方、スタッフに仕事の指示などを与えるときは、簡潔にテキパキと聴き取りやすいように声を大きめにして話すと良いでしょう。

このようなことを参考にしながら、自分の声色、話すスピード、声のトーンなどを一度客観的に見直してみましょう。そして自分の理想像にフィットした聴覚的なノンバーバルはどのようにすればいいかを考察しつつ5ページの表を埋めてみてください。

ちなみに私自身は自分の話し方を見直してみて、声のトーンが抑え気味で単調であり、スピードが早めであることに気づきました。私の理想像である吉永小百合さんを観察してみると、彼女の声のトーンは私と同じく低目なのですが、豊かな抑揚があることに気づきました。またスピードは自分に比べて遅めであることも発見しました。

それからというもの、外来で患者と話すときには、スピードをゆっくり目にして、話し方に抑揚をつけるように努力しています。たとえば患者さんが嬉しい報告をしてくれたときには、自分も嬉しそうな抑揚をつけて応対する、逆に調子が悪そうなときには心配そうな抑揚を意識する、といった具合です。まだまだ上手にいかないこともありますが、以前に比べて「冷たく無機的な感じ」が少なくなったようです。(その後、久しぶりに一緒に働くことになったナースから、『先生、雰囲気あったかくなったね』と言われましたから•••)

第2章

医者も知っておくべき一般的ビジネスマナー

〜最低限これを知らないと恥をかきます〜

◇患者さんの常識 VS 医者の非常識

つい最近まで医療界は市場原理から隔離されていたため、いわゆる「ビジネスマナー」がほとんど必要とされませんでした。しかし近年、各業界においてグローバル化がすすみ、医療界にも市場原理が導入されはじめました。組織経営としての採算が重要視されるようになり、サービス業としての職員のマナーの向上に神経を尖らす医療機関も増えています。

また、医療費の約50％を使用する65歳以上の高齢者においても、団塊の世代の退職以降、元ホワイトカラー職の割合が急速に増えています。**彼らはビジネスマナーを常識として生きてきた人々ですから、医師の態度や礼儀にも当然チェックが厳しくなり、それによって人となりを判断されてしまいます。**

いくつか実例をご紹介しましょう。私はここ数年講演を頼まれることが増えたのですが、お世話してくれるMRさんたちと打ち上げ会をしていると、「ドクターは名刺交換さえ満足にできない人がいてびっくりしますよねえ」と漏らされたことが

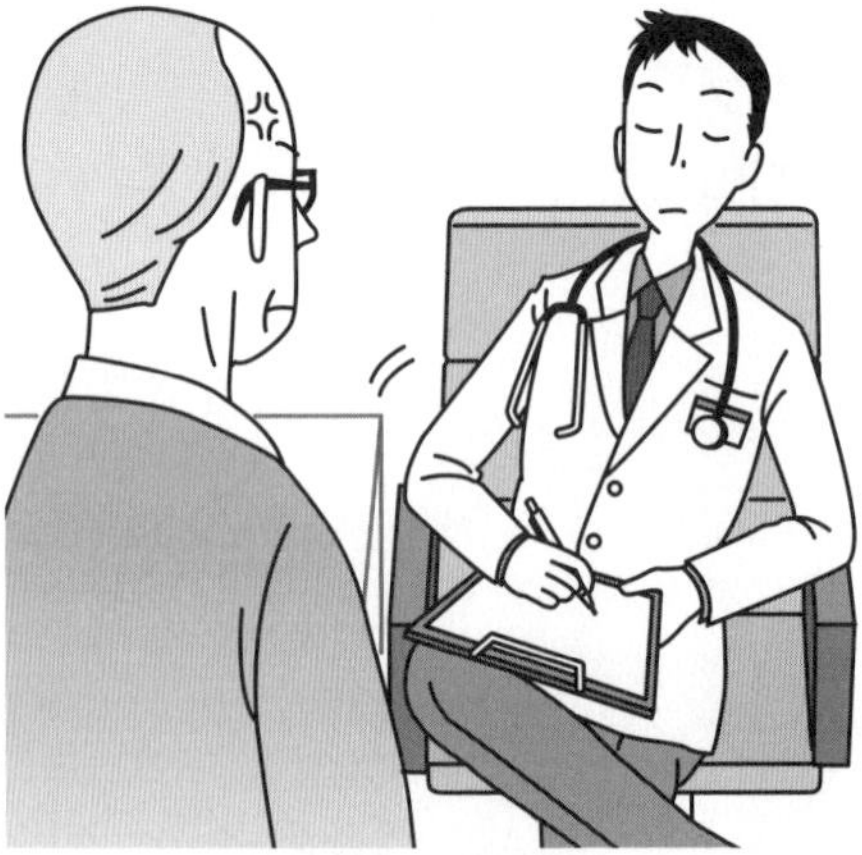

礼儀知らずの若僧め・・・

ありました。私も今でこそ一応の名刺交換のマナーを知っていますが、そういったことにうとかった若かりし頃、片手でＭＲさんの名刺を受け取っていたことを思い出し、ひそかに赤面したことがあります。医師が頻繁に接触するＭＲさんも、実はれっきとしたビジネスパーソン。彼らはビジネスマナーをしっかり身につけていることを認識して、医師側も恥ずかしくないふるまいをしたいものです。

また、エレベータに乗りこむ時に、ドクター達がさっさと患者より先に乗り込んでいくのを目にすることがあります。実はこれもマナー違反。年配の患者さんが渋い顔で眺めていることに気づかないのかしらと、他人事ながら恥ずかしくなったことがありました。

これからの時代は、医師といえども基本的ビジネスマナーを知らなければ、恥をかいたり礼を失するようなシーンに遭遇する可能性がぐんと増しているのです。

ここでは、医師として最低限知っておきたいビジネスマナーについて解説していきたいと思います。

◇自己紹介は必須

診察室に新患が入ってきたら、まず必ず自己紹介をしてください。新しいスタッフと接するときも同様です。

自己紹介はあらゆるビジネスシーンの基本中の基本です。自己紹介し合うことで、はじめて同じ土俵に上がって、仕事や診療がスタートするのです。

「本日担当する医師の〇〇です」

「はじめまして、医師の〇〇と申します」

などと相手の目を見て、はっきりと名前を伝えましょう。

特に患者に対しては、ドアの前や外来担当表に名前が書いてあるから、ということで、挨拶をはしょっている医師が少なくありません。

一方、患者側はすでにカルテに生年月日も含めて個人情報が詳しく開示されています。**患者とフェアなパートナーシップを構築していくためにも、医師自ら自己紹介するというステップが必要なのです。**

◇名刺交換　ちゃんと出来ますか？

製薬会社のＭＲさんや業者関係の方と面談するとき、相手は挨拶の際に必ず名刺を差し出してきます。そのとき、あなたはどのように名刺をもらっていますか？　ときどき相手が立って挨拶しているにもかかわらず、座ったままで名刺を片手でひょいと受け取っているドクターを目にすることがありますが、これは完全なマナー違反です。

名刺の受け渡しというのは、ビジネスの基本中の基本。あらゆるビジネスパーソンは、新入社員になって「いの一番」に正しい名刺の受け渡しを教え込まれます。それだけ名刺というものは、ビジネスパーソンにとって「顔」というべき大切なものだと心得ましょう。

名刺交換の準備

まず自分の名刺をつくり、名刺入れに入れておきましょう。名刺には通常、自分の名前のほか、勤務先病院名や肩書き、勤務先の住所や電話番号、Eメールアドレスなどを記載します。名刺屋さんやネットなどにはいろいろな名刺のサンプルがありますので、自分にとって公開しても良い情報を印刷しましょう。

名刺は財布や定期入れと兼用にするのはあまりよくありません。いただいた相手の名刺をそこに入れると、粗末に扱っているという印象を与えてしまいます。

また名刺入れは、上着（白衣）のポケットやかばんに入れておきましょう。ズボンの後ろのポケットに入れるのは失礼にあたりますので気をつけてください。

名刺の受け渡し方

①基本的には立って行います。相手が立って名刺を差し出したら、自分も必ず立ってください。訪問してきた人がすでに椅子に着席して座ったままで差し出した場合は、少し腰を浮かしぎみにして座位のまま受け取ってもかまいません。

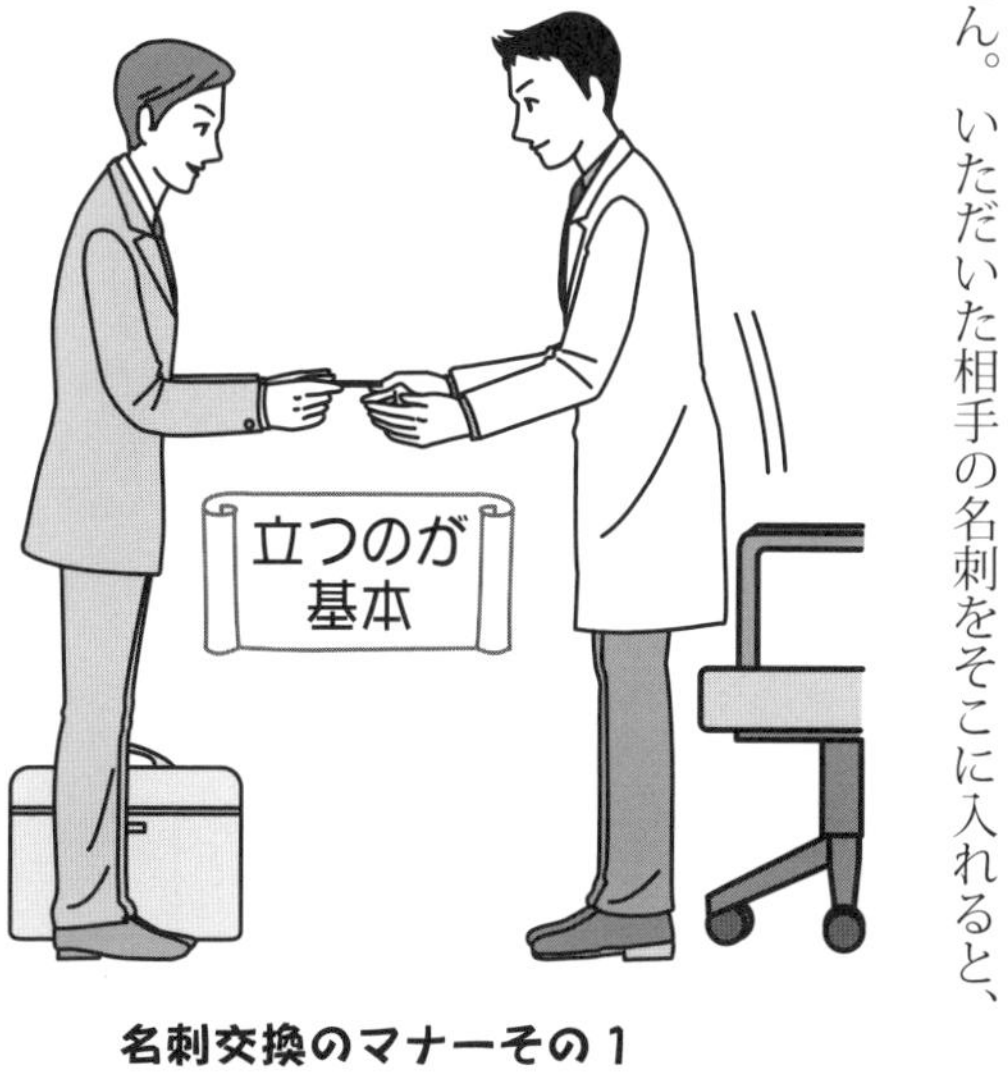

名刺交換のマナーその１

②マナーとしては一対一の場合は、目下の人から、あるいは訪問した方から先に差し出すのが原則です。上司や先輩など目上の人と一緒の場合は、まず目上の人から名刺交換を始めます。

③原則は挨拶しながら名刺を両手で渡して、両手で受け取ります。「○○病院○○科の○○です」などと挨拶しながら自分の名刺を差し出し、相手の名刺は「頂戴します」といっていただくとよいでしょう。名刺入れを持ちながら受け渡しするシーンもよくあります。その場合は、名刺入れをお盆のように使って相手の名刺を乗せるようにします。もし自分が渡すのと同時に相手が出した場合は、右手で渡して左手で受け取りましょう。

④名刺を受け取ったらすぐにしまわずに、しばらく名刺入れの上においてテーブルの上に出しておきます。複数の人から同時にもらった場合は、一番上司にあたる人の名刺を名刺入れの上におき、その横に肩書き順に名刺を並べます。しばらく出しておくのは、相手の名前を覚えるという気持ちを表すためです。

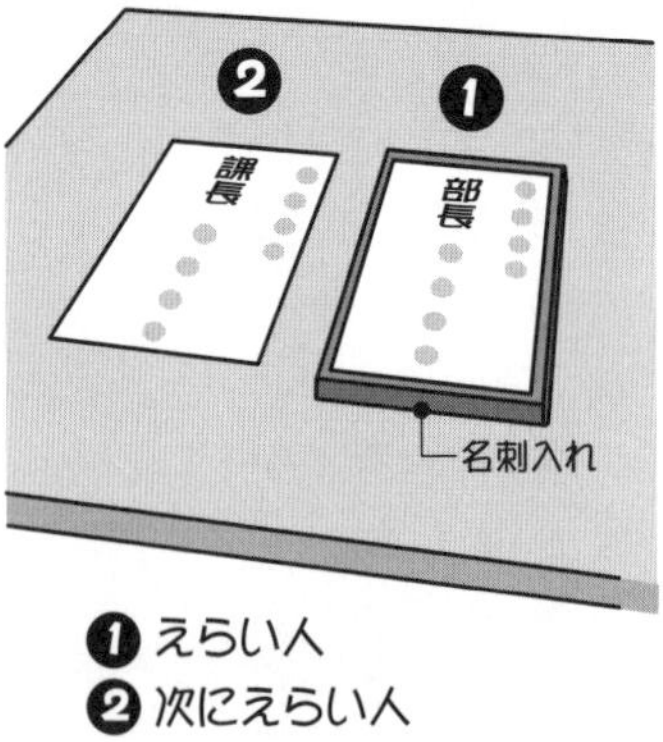

頂いた名刺はテーブルの上に出しておく

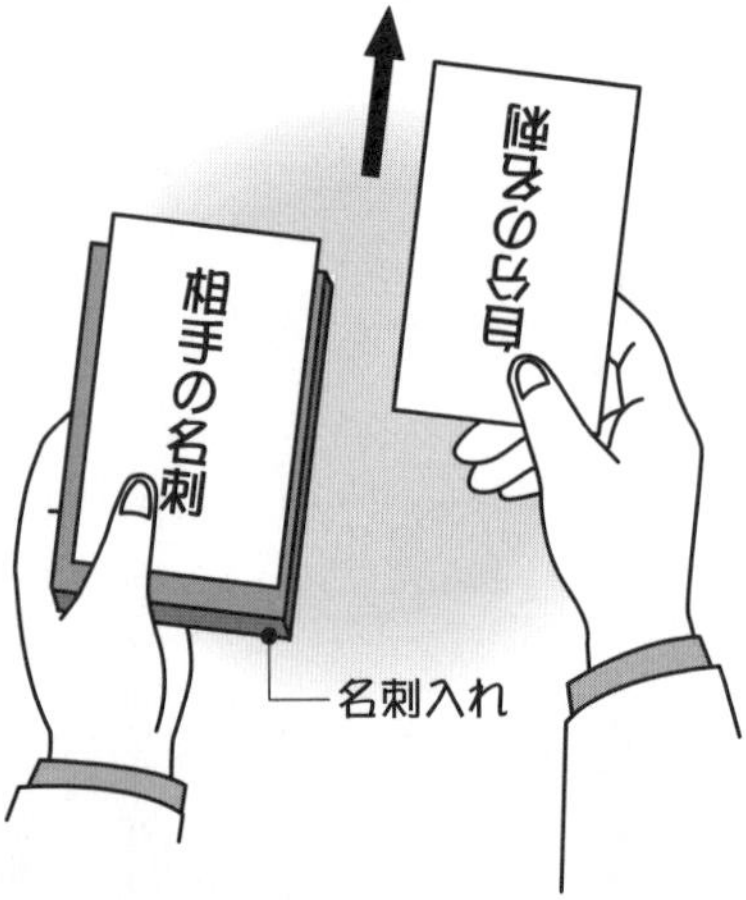

右手で差し出し、左手で受け取る

⑤相手の名刺を目の前で折ったり、書き込んだりしないようにします。名刺はビジネスパーソンの顔。折るのはもってのほかですし、情報を書き込むのは失礼にあたります。相手が帰ってから必要な情報を書き込んでおくのはＯＫです。

◇席次のマナーを知っていますか？

会議に出席したり宴席に呼ばれたとき、自分がどこに座ればよいか知っていますか？　研修医になると、まわりは目上の人ばかりです。教授や先輩医師と食事をしたり、病院の理事長に呼ばれたりと、席次のマナーが必要なシーンに少なからず遭遇します。このようなとき、席次についてある程度の知識を持っていないと、知らないうちに相手を不快にしたり、自分が恥をかいてしまいます。

ここでは基本的な事柄を記しますので、より詳しく知りたい人は、マナーブックなどを参考にしてください。

応接室

基本的に入り口に近いところが下座《しも》、入り口から遠い席が上座《かみ》となります。

訪問客を応対する場合は、お客様のほうが長椅子（ソファー）に座ります。主側は一人掛けの椅子に座ります。自分が訪問客の場合は、その逆です。長椅子（ソファー）に複数名が座る場合は、入り口から遠い方が上座です。

会議室

会議室も同様に入り口に近いところが下座、入り口から遠い席が上座になります。会議室では議長席がもっとも上座となり、議長席に近いところから上座になります。

和　室

和室でも基本的に入り口に近いところが下座です。上座は床の間の前。特に床柱を背にするところが最上とされています。床の間がなく、長いテーブルを囲む場合は、入り口に遠い側の中央が上座です。

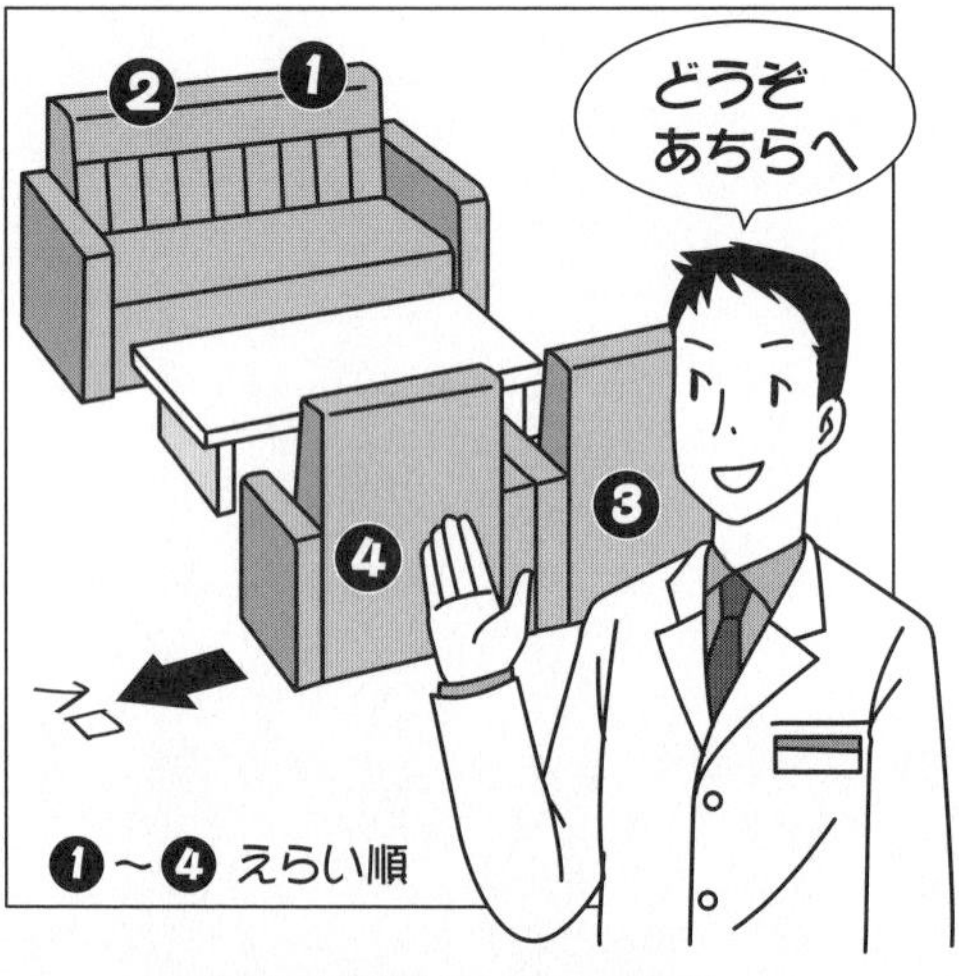

自分は最後に下座に座る

エレベーター

エレベーターも入り口から遠いほうが上座、入り口に近いほうが下座です。操作盤の前がもっとも下座になります。目上の人や訪問客と一緒にエレベーターに乗り込む場合は、相手に先に乗ってもらい、自分は入り口のドアを押さえて一番最後に乗り込むようにして操作盤の前に立ちます。降りるときは「開く」ボタンを押し、相手が安全に降りられるように心配りをするとよいでしょう。

病院内では、患者はお客様に当たります。職員である医師は基本的に最後にエレベーターに乗り込みます。操作盤の前に立って行く先を尋ねてあげれば、ベストです。

余談ですが、エレベーター内での同僚やスタッフとの私語はつつしみましょう。私は研修医のころ、同僚の医師と「○○さん（患者の名前）て不定愁訴が多くて・・・」と愚痴っていたところ、偶然その患者の親族が乗り合わせていて、後で非常にバツの悪い思いをした経験があります。

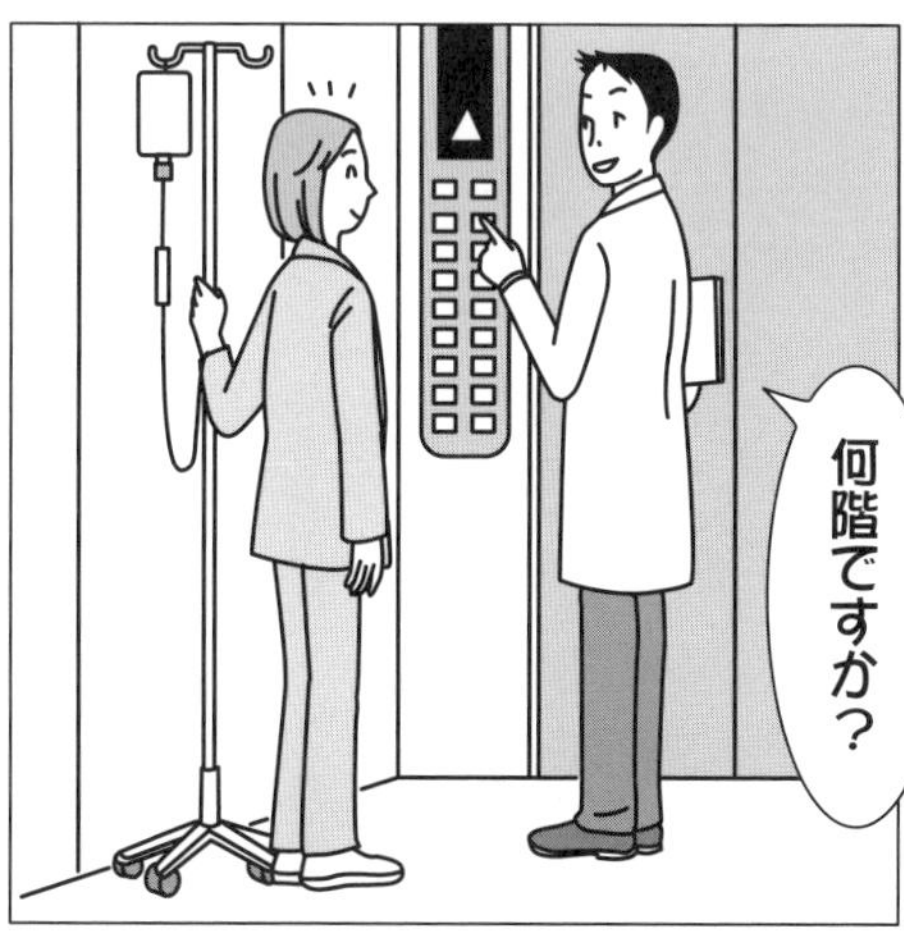

ごく当然のサービスです

車の中

タクシーなど運転手付きの車の中では、原則として運転手の後ろの席が一番の上座です。ただし、乗り降りしにくい不便な場合は、本人の意向を確かめるとベストです。

後部席に3名で座る場合は、真ん中が一番の下座です。

運転手の横の助手席は、それよりさらに下座になります。ただし、上司やお客様が運転する場合は、助手席が一番の上座になりますので、注意してください。

◇ビジネスメールの書き方

最近では、メールを活用する医療機関も増えました。上司に当たる先輩医師やスタッフなどともメールで用件をやりとりすることが多くなっています。仕事上で使用するメールは、すべてビジネスメールという感覚を持ち、きちんとした書き方を心がけましょう。

次に、最低限知っておきたいビジネスメールのマナーを記しますので、参考にしてください。

件名

メールの件名はビジネス文章の表題です。基本的にメールを開けなくても、ある適度内容が分かるようなものがベストです。

例えば会議が中止になったことを伝える場合、

「○○日の会議の件について」よりも

「○○日の会議は中止になりました」のほうが良い件名です。

また初めての人にメールを出す場合は、

「○○病院の○○です。次回の打ち合わせは○日になりました」

などと、名前をしっかり明記すると安心してもらえます。

一行目には相手の名前を書く

「◇◇病院○○先生」「△△□□様」などと、一行目には必ず相手の名前を入れます。携帯メールに慣れている人は、抜けやすいので気をつけてください。

書き出しに時候の挨拶は不要だが、一言添える

「お世話になりありがとうございます」「いつもお世話になっております」「先日はお疲れ様でした」などと、一言添えてから用件に入りましょう。手紙のような「拝啓」「前略」や時候の挨拶などは基本的に不要です。

用件は簡潔に、メール一通に1つが原則

メールは言葉とは違い、**相手の状況によっては読み飛ばされてしまうこともあり得ます**。基本的には簡潔でわかりやすい文章にして、メール一通につき用件は1つに留めることが理想です。もし数件の用件をいれなければならないときは、一行開ける、用件ごとに番号を振る、などの工夫が必要です。

署名をつける

署名の設定をしておき、自分の勤務先や連絡先を明記した署名をつけておくと、相手にとっても便利です。

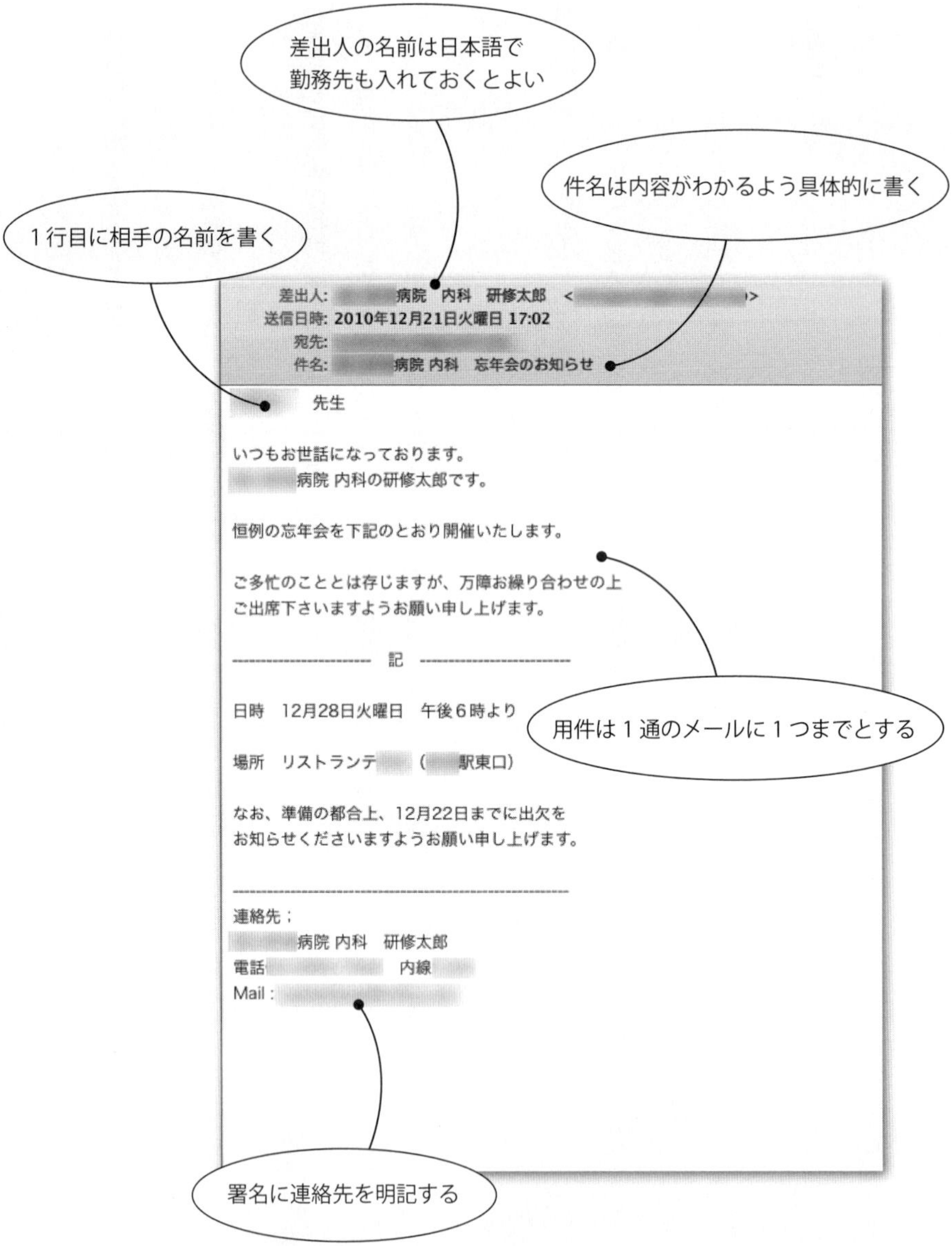

差出人: 病院　内科　研修太郎　< >
送信日時: 2010年12月21日火曜日 17:02
宛先:
件名: 病院 内科　忘年会のお知らせ

先生

いつもお世話になっております。
病院 内科の研修太郎です。

恒例の忘年会を下記のとおり開催いたします。

ご多忙のこととは存じますが、万障お繰り合わせの上
ご出席下さいますようお願い申し上げます。

------------------------ 記 ------------------------

日時　12月28日火曜日　午後6時より

場所　リストランテ　（　駅東口）

なお、準備の都合上、12月22日までに出欠を
お知らせくださいますようお願い申し上げます。

連絡先；
病院 内科　研修太郎
電話　　内線
Mail :

差出人の名前は日本語で
勤務先も入れておくとよい
件名は内容がわかるよう具体的に書く
1行目に相手の名前を書く
用件は1通のメールに1つまでとする
署名に連絡先を明記する

送信者名は日本語にする

迷惑メールの削除対象となるのが、送信者名がローマ字になっているメールです。重要なメールが迷惑メールボックスに入り込んでしまわないように、送信者名は個人名（できれば○○病院○○科◇◇□□など勤務先名を入れておく）が望ましいでしょう。

返事は一両日以内が基本

相手にメールが届いたかどうか、送信者が知ることは困難です。送信者を不安にさせないためにも、**返事はできるだけ早く**が基本です。もしどうしても返事が遅れてしまう場合は、「**メール拝受いたしましたが、正式なお返事は○日後に改めて送らせていただきます**」などと、一度返信しておくのが親切です。

メールで診療行為をしない

メール診療を導入している施設も出てきているようですが、よほど相手の人となりを知っていて信頼関係が構築できている患者以外は、メールで診療行為をしないほうが無難です。

メールは声も表情も必要ないため、いくらでも嘘がつけてしまうという不完全なコミュニケーション手段です。また都合のよいところだけを抜き出して、勝手に転送されてしまうことも可能です。

基本的にメールで診療行為は行わないというスタンスが、医療トラブルを避ける上で大切だと思われます。

第3章

患者診療に役立つコミュニケーションスキル

～双方向に流れの良い会話をつくる～

◇第一印象が会話の流れを大きく左右する

あなたは自分の第一印象について気を配ったことはありますか？　患者を外来に呼び入れるとき、ベッドサイドを訪問する時、どんなふうに相手の前に立っているでしょうか？

相手とより良いコミュニケーションをしようとするならば、ぜひ第一印象に敏感になってください。なぜならば、第一印象のよしあしで、その後の人間関係が大きく決定されてしまうからです。

まずは次の会話をお読みください。

◎初診患者との会話

医師　（機械的な声で笑顔無く）「△△さん、どうぞ」

患者　（おずおずと）「よ、宜しくお願いします」

医師　（問診表を見ながら無表情に）「え〜っと、今日は動悸がするためにお越しになったのですね」

患者　「あ、はい・・・この辺が時々バクバクするんです」

医師　「いつごろからですか？」

患者　「1ヶ月くらい前です。階段をのぼりおりするときによく起こるようになって・・・」

医師　（カルテに書きながら早口で）「そうですか。じゃあ、今から検査室で血圧測定と心電図をとります。そのあと診察になります。これを持って1階の検査室へ行ってください」
患者　「あ、はい…」（すごすごと退室）

よくある初診の風景ですよね。実はこの医師のモデルは、かつての私です。忙しい外来で、とにかく効率的にテキパキと患者をさばくことを意識していた結果、このような会話を繰り返していた時期がありました。たしかに一人ひとりにかかる時間は短縮され、人数はこなすことができましたが…。しかし、患者が抱いた私の第一印象は決して良くなかったと思います。

お気づきのようにこの例では、患者側は終始緊張気味で医師に対して遠慮してしまっています。これでは、医師に対して言いたいことも半分しか言えなかったでしょう。そしてたぶんこの患者が医師に対して持った第一印象は、「こわそうで冷たい先生」というものに近かったと思われます。

さらに良くないことに、**こうした第一印象はそのとき限りのものではなく、その後もずっと「あの先生は怖くて冷たい人」としてレッテル張りされてしまう**可能性が大なのです。

有名な心理学実験の例をご紹介しましょう。クーリックと

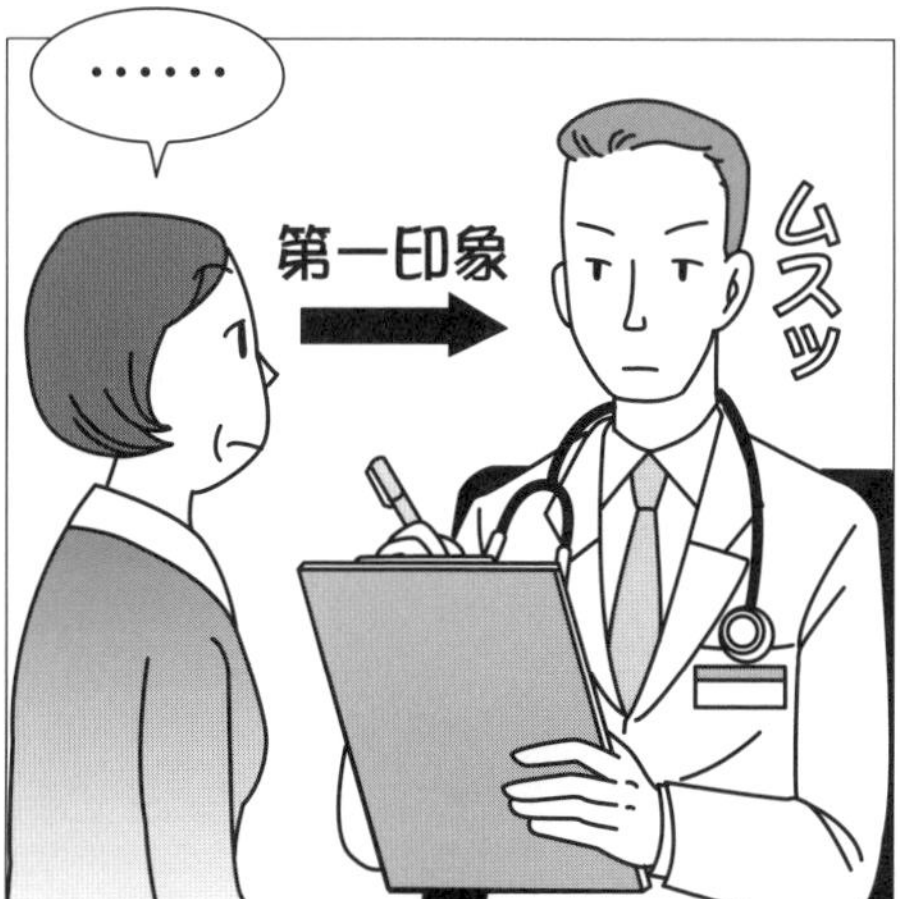

はがれないレッテル

いう心理学者が1983年に行った実験です。彼は複数の被験者に、①「前半は明るく社交的に振る舞うが、後半は落ち込んで暗くなる人が出てくる無声ビデオ」と、②「前半は暗く落ち込んでいるが、後半は明るくはしゃいでいる人が出てくる無声ビデオ」を見せました。するとすべての被験者が、①のビデオに出てきた人は「明るくて社交的な性格」であり、「後半は何か嫌なことが起こって一時的に暗くなった」と判断したそうです。逆に②のビデオに出てきた人は、「暗くて内向的な性格」であり、「後半はなにか嬉しいことが起こったので一時的にはしゃいで明るく振る舞っている」と判断したそうです。

この心理学実験が示しているのは、第一印象によって「性格」やその後の「行動」さえも判断されてしまうということなのです。例えばあなたの第一印象が「親切で誠実そうな人」ならば、「親切で誠実な先生に当たってよかった」と患者は安心して外来に来るでしょう。もし診療が予約時間より遅くなったとしても「きっと今日は忙しいに違いない」などと好意的に判断してもらえる可能性が高くなります。

逆に「あまり親切な先生じゃないな」という第一印象をもたれた場合、その後親切に対応したとしてもなかなかレッテルを外してもらうことができません。もし予約時間に遅れようものなら、「やはりいい加減な人だ」と思われることでしょう。**第一印象が悪ければ、その後の信頼関係にも影響しますし、言動や行動さえもディスカウントされてしまう**可能性があるのです。

このことを知ってからというもの、私は自分の第一印象にはひときわ気を配るようにしています。初めて出会う人はもちろんのこと、毎日出会うスタッフに対しても、第一印象が良いように心がけています。なぜならば、たとえ既知の人であっても、出会いがしらの第一印象でその日の態度が決定されてしまう可能性があるからです。

例えば「今日は機嫌悪そう」とか「なんとなくイライラしてるな」という第一印象を出会いがしらに持った場合、人は話しかけたり相談するのを控えようとする心理的規制が働きます。その結果、その日に入ってくる情報の量が減ったり、トラブルの兆候があっても気づくのが遅れる可能性が高まるからです。

第一印象をより良いものにするために私が実践していることを次に列挙しますので、参考にしてください。

○朝自宅を出る前に、自分の理想コミュニケーション像（5ページ）を思い浮かべ、できるだけそれに近づくような準備をしていく。服装、髪型、化粧など、まずは外観から整える。

○出会いがしらには、自分から爽やかな笑顔で挨拶する。アイコンタクトをとりながら、声も大きめにハッラツと。笑顔で話しかけてきた人には、ほとんどの人が好印象を抱いてくれる。初めての人には、続いて必ず自己紹介を行う（21ページ）。

○疲れているときほど笑顔が出にくくなるので、そんなときは自分のコミュニケーションの理想像をイメージしてから、患者の前に出る。

○そして理想のコミュニケーション像を意識しながら、表情、声色、話すスピードにも気を配っていく。

他にもあなたなりの工夫が思い浮かんだら、ぜひ追加して実践してください。初めて会う人はもちろんのこと、既知の人に出合うときも第一印象は非常に大切であるということをしっかり認識しておきましょう。

◇出会いがしらの緊張をほぐすアイスブレイク

良い第一印象で患者と向かい合うことができたなら、次に意識したいのが、相手の緊張をほぐすということ。初対面の相手はもちろんのこと、見知った人とでも、出会いがしらには何らかの緊張感が漂うものです。特に初対面に近い相手との会話では、会話のスタート時点でお互いに緊張や、ぎこちなさを感じます。このスタート時点の緊張を上手にほぐすことができれば、その後のコミュニケーションが滑らかに流れやすくなります。

この出会いがしらの緊張をほぐすための強い味方が、「**アイスブレイク**」というスキルです。これは文字通り、会話の冒頭部の緊張という氷を溶かすためのスキルです。

実は日本人が会話の糸口としてよく口にする「めっきり暑くなりましたね」とか「今日は雨がすごいですね」という天気の話題も、立派なアイスブレイクのひとつです。爽やかな挨拶のあと相手からこのような一言があると、緊張感や警戒心が薄れて話しやすくなります。

天気の話題よりもさらに緊張を解く効果の高いアイスブレイクは、「小さな承認」です。ここでいう「承認」とは、その人の存在を認めるという意味で使っています。その人に固有の何か良いところや素敵なところ、その人の強みやがんばりを認めて、口に出すということなのです。

どんな人でも他人から良いところやがんばりを認めてもらいたいと思って生きています。だから承認されるととても嬉しくなりますし、承認してくれる相手には心を開きやすくなるのです。

第一印象を意識した挨拶のあと、**「小さな承認」を相手にプレゼントしてみましょう。**私がよくする小さな承認は、「そのセーターすてきな色ですね」と外見のすてきなところを口にしたり、「リハビリがんばっておられますね」と相手のがんばりをほめたり、「雨がひどくて今日は大変だったでしょう」などと相手の労をねぎらったりする言葉が多いですね。このような言葉をかけると、患者さんの顔がほっと嬉しそうにほころびます。そしてその後の会話がよりスムーズに流れやすくなります。

もちろん時間がないときなどは、このような言葉のアイスブレイクを入れ込むのが無理なときもあります。そういうときは笑顔や穏やかな口調などを意識することで、緊張を解くように努力すればよいのです。笑顔、柔らかなアイコンタクト、柔らかな声などにも、もちろんアイスブレイク効果はありますので、必ずしもぴったりの言葉が浮かばなくても大丈夫です。

この章の冒頭（34ページ）でご紹介した外来での会話を、第一印象やアイスブレイクを意識して改善してみましょう。

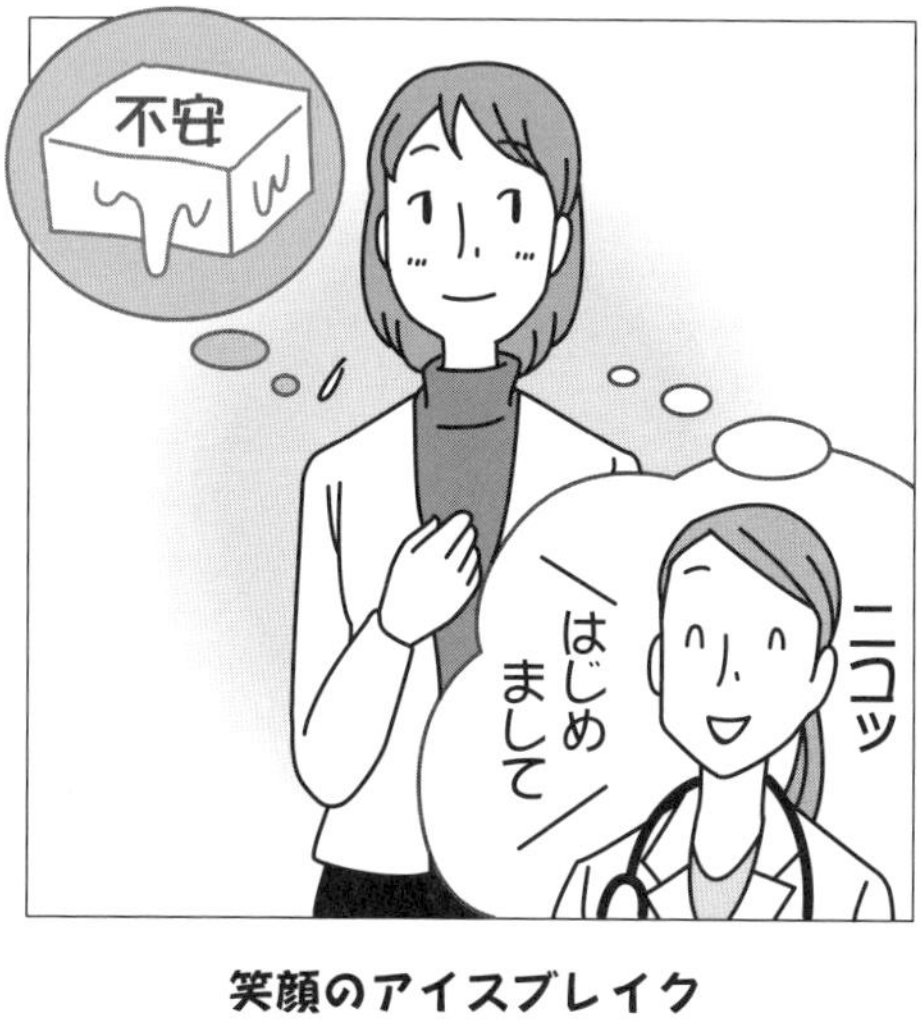

笑顔のアイスブレイク

◎初診患者との会話

医師　（柔らかな声で）「△△さん、どうぞ」
患者　（おずおずと）「よ、宜しくお願いします」
医師　（笑顔でアイコンタクトしつつ）「はじめまして、本日担当する△△です。よろしくお願いします」
患者　「はい、こちらこそ」
医師　「今日は混んでいて長い時間お待ちいただいてすみませんでした。ご気分は大丈夫ですか？（アイスブレイク）」
患者　「大丈夫です」
医師　「予診表をみますと、今日は動悸がするということでお越しになったのですね」
患者　「はい、そうなんです。階段を登るときに、この辺がバクバクするようになって心配になってきました」
医師　（穏やかな口調で）「なるほど、それはご心配ですね（アイスブレイク）。では詳しい診察の前に、今から検査室で血圧測定と心電図をとらせていただきますね。そのあともう一度、こちらの部屋で診察させていただきます。まずはこれを持って1階の検査室へ行ってもらえますか？」
患者　「わかりました。宜しくお願いします」（笑顔で退室）

※ 笑顔や柔らかな声、自己紹介で第一印象もｇｏｏｄ。相手をねぎらう言葉のアイスブレイクや穏やかな態度で患者の緊張も解けてきて、よい雰囲気の会話になっています。

◇会話の基本は《聴く→質問する→伝える》の3ステップ

ここからは、いよいよ本番。患者を目の前にして本格的なコミュニケーションをスタートさせていきましょう。

私が提案しているメディカルサポートコーチング法では、コミュニケーションの基本的構造を「聴く」「質問する」「伝える」という大きな3つのステップに分けて考えることを勧めています。

基本的な会話の流れとしては、まず「**聴く**」、そして「**質問する**」、最後に「**伝える**」という順序で成り立っていると考えてください。これはコミュニケーションを交わす相手が患者だけでなく、スタッフ、上司、同僚などすべての場合に共通する基本です。

なぜこの順序で会話を考えていくかというと、**双方向の会話の流れが作りやすくなる**からです。今までの医療現場の会話というのは、次の例のように、医師➡患者という一方向の会話になりがちでした。

◎外来にて

医師　「熱が出ているのですね」

患者　「はい」

医師「いつからですか？」
患者「おといの夜からです」
医師「咳や鼻水は出ていますか？」
患者「はい、ひどく出ます」
医師「食事はとれていますか？」
患者「ええ、一応」
医師「その他に何か症状は？」
患者「喉が少し痛みます」
医師「たぶん今流行っている感冒でしょう。お薬を出しておきますので、安静にして2～3日様子を見てください」
患者「わかりました」

いかがですか？　医療現場でありがちな会話のパターンですよね。

この会話は「質問する」⬇「伝える」の2ステップで成り立っています。つまり、医師が聞きたいことや知りたいことを一方的に質問して患者が答える。そして医師が結論や情報

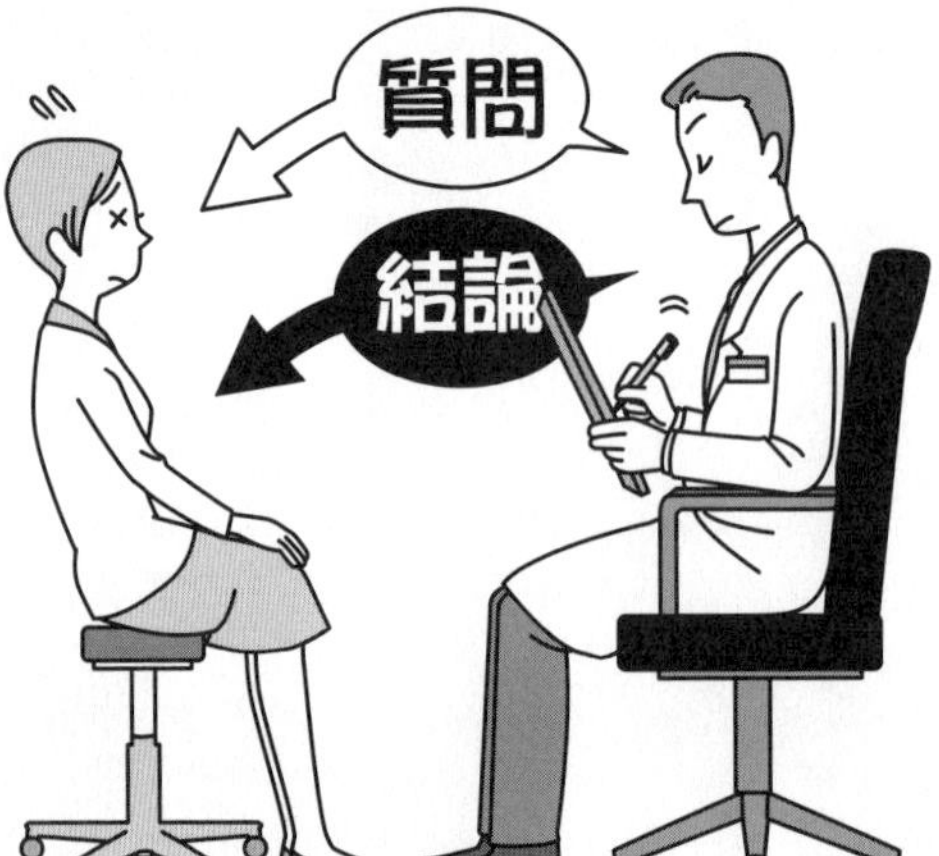

ありがちな会話

を伝えて終わり、という一方向の会話なのです。

こうした一方向の会話が医療現場で横行していたために、患者側からは「話を全く聞いてくれなかった」「聞きたいことが尋ねられなかった」などという苦情や不満が多かったわけです。

こうした一方通行を防ぐために、まずは「聴く」というステップを医師側が意識することが大切です。**すべての患者は、「まず自分の話を聴いて欲しい」という気持ちを持って来院してくると考えましょう。**そのためたとえ1分でも2分でもいいから「聴く」というステップが必要なのです。

その後、「質問する」、そして「伝える」というステップに移っていけば、一方通行のコミュニケーションに陥る危険を防ぐことができます。具体的には、3ステップ法を心がけると、次のような効果が期待できます。

①まず「聴く」ことで、相手は「言いたいことが言えた」という満足感を感じる。また相手の心の扉を開く効果がある。

②次に「質問する」ことで、より具体的な情報が把握でき、さらに相手のニーズや思いを引き出すことができる。

③その上で「伝える」ことに移ると、相手の欲している情報や、気持ちに沿う形で提案や情報提供を行うことができる。

この章では3つのステップごとに、便利で簡単なコミュニケーションスキルを紹介していきます。

◇まずは、自分は聴き手だと意識しよう…《聴く》その１

あなたは誰かと会話しているときに、自分が聴き手か、それとも話し手かということを意識していますか？おそらく普段の会話において、そういうことを意識したことはないかと思います。

では、普段の何気ない会話を思い出しながら、次のチェックリストで当てはまるところに○をつけてみてください。

（　）話にのぞむ前に「こういう流れに持っていこう」と決めていくことがよくある。

（　）話をしに行く前に「こんな反応をするだろう」とか、「きっと話を分かってくれるに違いない」とか、「この人とは、合わないだろうな」などと、先入観を持つことがある。

（　）相手の話を聞きながら思考していることがよくある。例えば「それは間違っている」とか、「私ならこうするのにな」とか、「こうするべきだ」など。

（　）相手の話す内容が把握できたと思うと、まだ相手の言葉が終わらないうちから話し出すことがある。

（　）沈黙が訪れると、居心地が悪くて、自分からつい喋りだしてしまう方である。

いかがですか？　5項目のうち、いくつかチェックがついた方が多いのではないでしょうか？　ちなみにチェックがついたら悪いというわけではないのでご安心を。このチェックリストは、一般的な会話で私たちがとりやすい「ふつうに聞いている」態度をいくつかピックアップしただけなのです。

私たちが普通に相手の話を聞いている状態は、話し手と聴き手が明確に分かれていません。**そのため意識が相手ではなく、自分の考えや思考にとらわれがちとなっています**。その結果、相手の反応を想定したり、心の中で批判や評価をしたり、自分の意見を話そうと先走ってしまったりするのです。

普通の会話においては、このような態度でも特に問題になることはないでしょう。自分が聴き手になったり話し手になったりして、キャッチボールのように会話が進んでいくのがむしろ自然なのです。

しかし、診療現場で患者に「自分の言いたいことを聴いてもらった」という満足感を持ってもらうためには、思い切って意識を変えていくことが必要です。

まずは自分が「聴き手」となり、患者を「話し手」とキッパリと認識しましょう。そしてこちらは聴き手として、患者が言いたいことが話せるような工夫や雰囲気作りをしていくのです。

難しそうだと思わないでください。かつてコミュニケーションが大の苦手だった私でも使いこなせているコツやスキルがあるのです。

それを、これからひとつずつ解説していきましょう。

◇患者が話しやすくなる質問フレーズを使おう…《聴く》その2

患者が医師と向かい合う時には、初対面かどうかにかかわらず緊張を感じているものです。初対面の場合はなおさらのこと、患者の緊張度は高いと言えるでしょう。

そこで、医師の方から、患者が話したいことをスムーズに口に出せるように誘導してあげましょう。ここでは、私自身も愛用している「**患者が話しやすくなる質問フレーズ**」をご紹介したいと思います。

「クローズ型質問」と「オープン型質問」という分類をご存知でしょうか？　簡単に説明すると、ＹＥＳ・ＮＯで答えが完了してしまうのが「クローズ型質問」、ＹＥＳ・ＮＯで答えられない質問が「オープン型質問」です。

例えば、「食欲はありますか？」「夜眠れますか？」「調子いいですか？」などはクローズ型質問です。また「いつから？」「どこで？」「いくつ？」「何回？」「何色？」などのように答えを指定した質問も、広義のクローズ型質問（セミクローズ型質問）になります。

逆に「食欲はいかがですか？」「睡眠はどんな感じ？」「調子はいかがですか？」などはオープン型質問です。

基本的にはオープン型で聞いたほうが、相手は自分の言葉で答えることができるので、言いたいことが口に出しやすくなります。ただしクローズ型が悪いわけではなく、クローズ型には「はい・いいえだけ答えればいいので、答えやすい」という長所もあります。

そのため私は、初対面の人や無口な人など、**会話の冒頭で緊張が解けていない相手には、あえてクローズ型質問のフレーズを使い、その後オープン型質問に移行していく**ように心がけています。

例えば次のような感じです。

◎初診外来にて

医師　(問診票を見ながら)「今日は頭痛がひどくて来られたのですね」 **クローズ**

患者　「はい」

医師　「1ヵ月前ごろからということですね？」 **クローズ**

患者　「はいそうです。仕事をしていると急に起こるようになってきました」

医師　「どのように起こってくるのでしょうか？」 オープン

患者　「ええと、肩から首にかけてじわじわと突っ張ってくる感じがしてきて、だんだん痛みがひどくなります」

医師　「どのような痛みですか？」 オープン

患者　「頭の上から押さえつけられるような、しめつけられるような痛みです」

医師　「なるほど、他に気になることはありますか？」 オープン

患者　「最近仕事でストレスが増えたので、そのせいでしょうか？」

初診患者に医師が尋ねる決まり文句として、「**今日はどうされました？**」というオープン型質問がありますが、私は滅多にこのフレーズは使いません。

なぜなら、初診の方はたいてい問診票を記載しているために、大体の目的はわかります。時間をかけてしっかり記入した人に、「今日はどうされました？」ときくと、ムッとして「問診表にも書いたと思うのですが・・・」などと言われることもあります。

また、緊張している人や話下手の人にいきなり「どうされましたか？」と聴くと、あれもこれもいわなくちゃと話の前後の脈絡が混乱してしまったり、人によっては症状と関係のない話から長々と始めたりすることもあります。

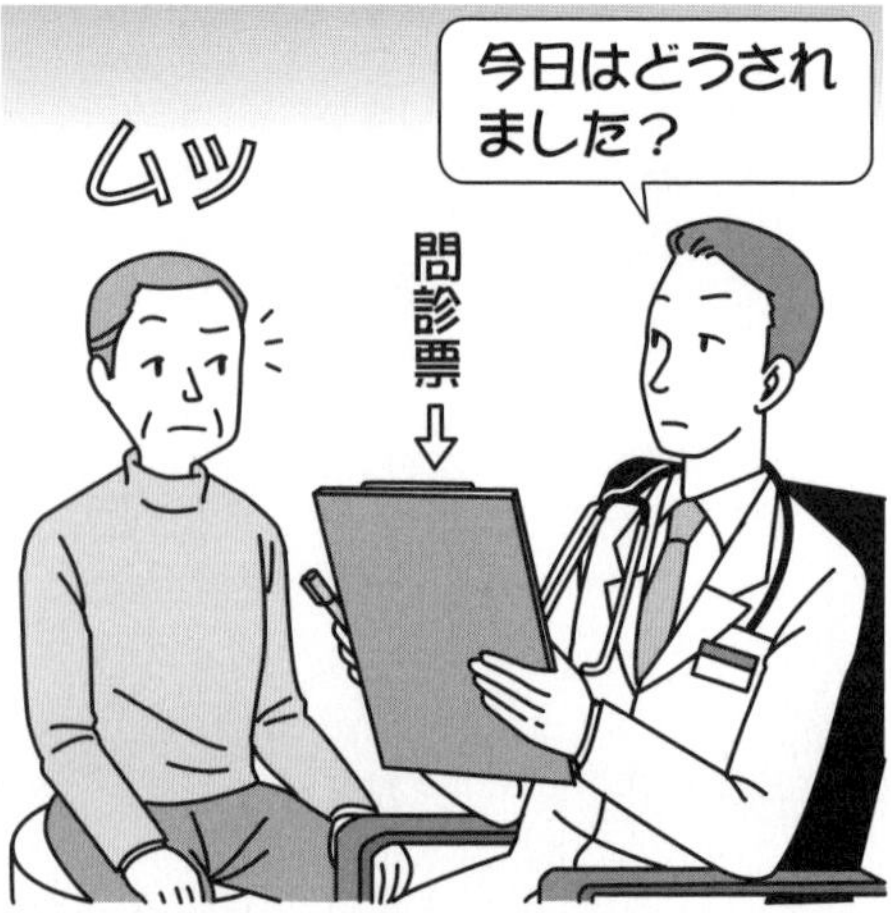

初診の決まり文句ですが・・・

そのため私は、いきなり「どうされました？」というオープン型質問を使わずに、自己紹介やアイスブレイクの後は、問診票に書かれた事項をクローズ型質問で確認しながら会話をスタートさせていきます。そのほうが緊張の高い方や無口な方は答えやすいですし、初対面どうしの患者と医師の緊張もほぐれやすいような気がします。もちろん問診表がない外来の場合や、問診表に充分記載してくれない人の場合は、「今日はどうされました？」の定番のフレーズを使ってもよいと思います。

一方、再診患者や入院患者の場合は、ある程度お互い慣れていますから、はじめからオープン型のフレーズで自分の言葉で語ってもらえるようにしています。再診患者は初診のときより明らかに緊張度が少ないですし、「今日は○○について伝えよう」と事前に言葉を用意されてくることも多いからです。ひとつの例をご紹介しましょう。

◎再診の場合

医師　「こんにちは、その後調子はいかがですか?」 オープン

患者　「はい、前回のお薬はよく効いたので眠れるようになったのですが、日中の不安感がまだとれません」

医師　「どのような不安感でしょう?」 オープン

患者　「私、これからどうなるのかなあって、不意に考え始めるんです。まだ仕事も見つかっていないし、それに・・・（以下略）」

ほかにも、再診患者の場合は、次のようなオープン型フレーズをよく使います。

「その後どんな具合でしょうか?」

「あれからどうなりました?」

また入院患者を訪室したときなどは、次のようなフレーズも愛用しています。

「今日の調子はいかがですか?」

「ご気分はいかがでしょう?」

このようなオープン型質問のフレーズで口火を切ると、患者は話したいことがスムーズに口に出せるために、満足度が高くなります。

以下に入院患者との会話の一例を示しましたので、訪室の際の参考にしてみてください。

◎病室の回診にて　腰椎のオペ後の患者さんと
《フレーズを意識しない会話》

主治医　「こんにちは、その後腰は痛んでいませんか?」
患者　「はい」
主治医　「それはよかった。リハビリも順調ですか?」
患者　「ええ、まあ」
主治医　「この調子だと予定通り退院できそうですから、引き続きリハビリ頑張ってくださいね」
患者　(不安そうに)「はい・・・」

※主治医が患者に問いかけていますが、クローズ型質問ばかりのため、どうも患者の言いたいことが伝えられていないようです。

《フレーズを意識した例》

主治医「こんにちは、その後おかげんはいかがですか?」 オープン

患者「はい、おかげさまで痛みはおさまりましたし、リハビリも順調です。でもちょっと心配なことがあって・・・」

主治医「どのようなことですか?」 オープン

患者「退院後の生活がうまくいくかなあって。うちは高台にあって坂も階段も多いんですよ。前のようにひとりで外出できるでしょうか?」

主治医「なるほど、退院後の生活がご心配なのですね」

患者「ええ」

主治医「わかりました。私としては問題ないと思うのですが、リハビリの先生にも退院後の生活について具体的に想定して訓練してもらえるように頼んでおきましょう」

患者（ほっとして）「よかった。お願いします」

※オープン型質問のフレーズを使っているため、患者は気持ちを表出しやすくなっています。
患者は不安な気持を吐露でき、主治医は的確に助言できていますね。

◇共感を示すための簡単テクニック…《聴く》その3

今も昔も医師向けの外来マニュアルなどを読むと、「患者の話を共感しながら聞くこと」という指南が必ずといっていいほど書かれています。あなたもきっと目にしたことがあるでしょう。

さて質問。「**共感しながら聞く**」というのは、具体的にはどのようにして聞くことなのでしょうか？

「相手の気持ちを思いやりながら聞く」「相手の話を否定的に聞かない」などといった、いくつかの模範解答を思い浮かべておられる方も多いでしょう。人は自分の気持ちや話を分かってもらえると、安心感や親密感を感じ、心の扉を開いてくれるようになります。そのため、まずは相手の気持ちを理解して共感することは医療面接の基本だというわけです。

ですが、共感を示す具体的な方法を、あなたはご存知でしょうか？　私は研修医のころ、この「共感」という概念が漠然としすぎていて、実際にどうするのかわかりませんでした。相手の話にすべて同意したり同情しなくてはいけないのか？　と悩んだこともあります。その後コーチングに出会って、「共感」の実際的な意味がやっと理解できました。

ひとことでいうと、共感とは相手の気持ちを認めて受けとめること。すべて同意したり支持するのではなく、同情できなくてもいいのです。**要は「あなたはそのように感じるのですね」と相手の気持ちを尊重して認めてあげればいいのです。**

あなたが共感していることを相手に示すためには、ちょっとしたテクニックを使うと効果的です。ここでは、最も簡単に共感を表すことができるコミュニケーションスキル「**ペーシング**」を紹介しましょう。

ペーシングとは、「相手と合わせる」という意味のスキルです。

人間には「同じ」ということで、安心感と親密感を覚える性質があります。同じ故郷、同じ趣味ということを知ったとたん、相手との距離感がグッと縮まることは、日常でもよく経験しますよね。これはペーシングが起こったからなのです。会話でもこの効果を利用して、意識的な「同じ」を作って相手と合わせていくようにします。合わせていくポイントは、次のような項目です。

①大原則として、視線を合わせる。

前述したとおりアイコンタクトは、「あなたの存在をちゃんと認めています」というメッセージ。カルテを見たまま、あるいは作業をしながら話していると、相手は自分の存在が軽視されていると感じる。

②視線の高さを同じにする。

こちらも前述したように、自分が立って相手が座っていると「命令されている」感覚が相手に生じやすい。逆に自分が座り相手を立たせていると、「尋問されている」雰囲気を与えてしまう。

③話すスピード、声の大きさ、トーンなども、できるだけ相手に合わせてみる。

真剣に悩んでいて声も小さくなっている相手には、こちらも声のトーンを落とし、深刻な声色をペーシングする。逆に嬉しそうに早口に成果を報告してきた相手には、こちらも声のトーンをあげて、テンポをアップして応える。

④言葉遣いや態度も合わせてみる。

丁寧な言葉遣いの人には、こちらも丁寧に。逆に庶民的なくだけた調子で話す人には、こちらも度を越えない範囲で合わせてみると、フレンドリーな雰囲気になる。

⑤雰囲気を合わせる。

楽しそうな人には、できるだけこちらも笑顔で楽しそうに。深刻な面持ちで悩んでいる人には、こちらも真剣な表情で接する。

⑥しぐさや、身振り手振りも、さり気なく合わせる。

肩を押さえて「ここが痛くなります」と訴える患者さんには、こちらも肩を押さえて「ここが痛むのですね」とさり気なく同じ動作をする。

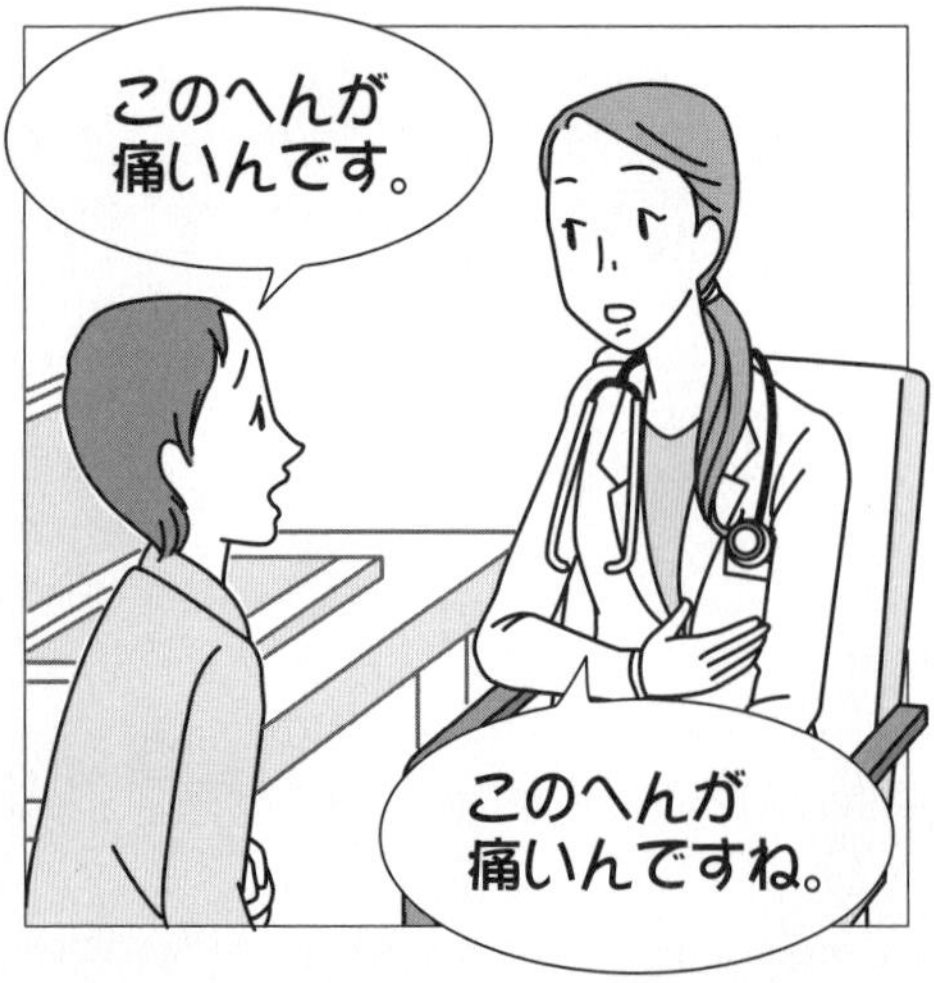
このへんが
痛いんです。
このへんが
痛いんですね。

ペーシング

このようにペーシングを利用して、相手との「同じ」を意図的に作り出していくと、相手は「自分の気持ちを認めてもらっている、受け止めてもらっている」と感じてくれます。

ペーシングはいつでもどこでもできる簡単なスキルなので、普段からぜひ心がけてください。患者に安心感や親密感を感じてもらいやすくなります。

以下に活用例を示しますので参考にしてください。

◎患者が外科の待合のソファーに座っている。そこへ顔見知りの内科医が通りがかった。

《ペーシングを意識しない会話》

医師　「Aさん、こんにちは。調子はいかがですか?」

患者　(心配そうな表情で胃をさすりながら)「それが、このところ胃が重くて食欲がなくて…。癌じゃないかと心配なんです」

医師　(立ったままで、元気よく)「あらら、そうなんですか?　いつも食べ過ぎのAさんにしては、めずらしいなあ」

患者　「ええ、身体もだるい日が多くて、心配なんです。でも家族に言うと、太ってるから、痩せるとちょうどになるって笑われちゃうのよ。ひどいでしょう?」

医師　(笑いながら)「なるほど～。確かに食欲がなくなると痩せるよね。もしかしたら減量できて、肥満が解消するかもしれないですねえ」

患者　(不快そうな顔で)「心配で、減量どころじゃないんだけど…」

※なじみの患者に対し、くだけた口調で話しかけ親しみを表そうとしていますが、この医師には全くペーシングが見られません。視線も高低があるままだし、心配げな患者の雰囲気に合わせていません。そのため患者は不快感を覚え、心を閉ざしてしまいました。

《ペーシングを意識した会話》

医師　「Aさん、こんにちは。調子はいかがですか？」

患者　（心配そうな表情で胃をさすりながら）「それが、このところ胃が重くて食欲がなくて…。癌じゃないかと心配なんです」

医師　（心配そうな表情になり、腰をかがめて視線を合わせ、声のトーンを落として）「あら、そうなんですか？　この辺が重いのですね？」（同じように自分の胃を押さえる）ペーシング

患者　「ええ、身体もだるい日が多くて、心配なんです。でも家族に言うと、太ってるから、痩せるとちょうどになるって笑われちゃうのよ。ひどいでしょう？」

医師　（同じように困った表情で）「そうですね。ご心配されているんですね。もし症状が長引くようなら、予約前でも内科へ来て下さいね」

患者　「はい、心配していただいてありがとうございます」

※なじみの患者が親しげな口調で話しかけているため、医師も失礼にならない程度のくだけたペーシングをしています。また、心配げな患者の訴えに、しゃがむことで視線の高さを同じにしたり、雰囲気に合わせて自分の声の調子をペーシングして、共感を示しています。

◇聴き上手になる簡単テクニック……《聴く》その4

1人に短い時間しかとれない外来や病棟回診で、いかに患者に「**私の話を聴いてもらえた**」と満足してもらえるか…。多忙な医療者が常に抱えている切実なジレンマです。

ところが、ちょっとしたコツを知っていれば、「聴いてもらえた」という相手の満足感を飛躍的にアップさせることが可能です。

そのコツとは、日ごろ行っている「**うなずき**」や「**相づち**」をできるだけ沢山入れることと、相手の言葉の語尾をペーシングしながら繰り返す「**おうむ返し**」をすること。**たったこれだけで「聴いてもらっている」という雰囲気を簡単に高めることができて、かつ相手の会話を促進していく効果があります。**

まず、うなずきと相づちについて。

私たちは、いつもは無意識に相手の言葉にうなずいたり、相づちを打ったりしていますよね。しかし、この「うなずき」や「相づち」を意識して効果的に使うと、「あなたの話をもっと聞かせて」というメッセージとなって相手に伝わっていくのです。

あなたが一番言いやすい「暖かな相づちの言葉」は何ですか？　それを会話の中に入れ込み、一緒にしっかりとうなずく動作を行ってみましょう。

「ふ〜ん、なるほど」

「それで、それで?」

「ええ、ええ、そうなの」

など、どんな相づちでも構いません。ただし、必ず相手とアイコンタクトを取りながら、暖かい声色で、しっかりとうなずいてください。間違っても、相手を見ないで「ふん、ふん」と口先だけで気のない相づちを打たないように。これは逆効果となります。


相づちとうなずきに合わせて、おうむ返しも行うと、さらに会話は促進されます。おうむ返しは、文字通り、相手の言葉の語尾を繰り返すスキルです。このとき先ほどのペーシングを意識して、声色や声のトーン、相手の表情などにできるだけ合わせながら繰り返すのがコツ。

例えば「私、とても嬉しいことがあったの」と嬉しそうにはしゃいでいる相手には、「そう、嬉しいことがあったのね」と、こちらも笑顔で元気な声で語尾を繰り返します。逆に「今日は色々あって疲れました」と元気のない相手には、「そう、疲れたのですね」と自分も声のトーンを下げて繰り返します。もし繰り返しにくい言葉ならば、「そうなのですね」

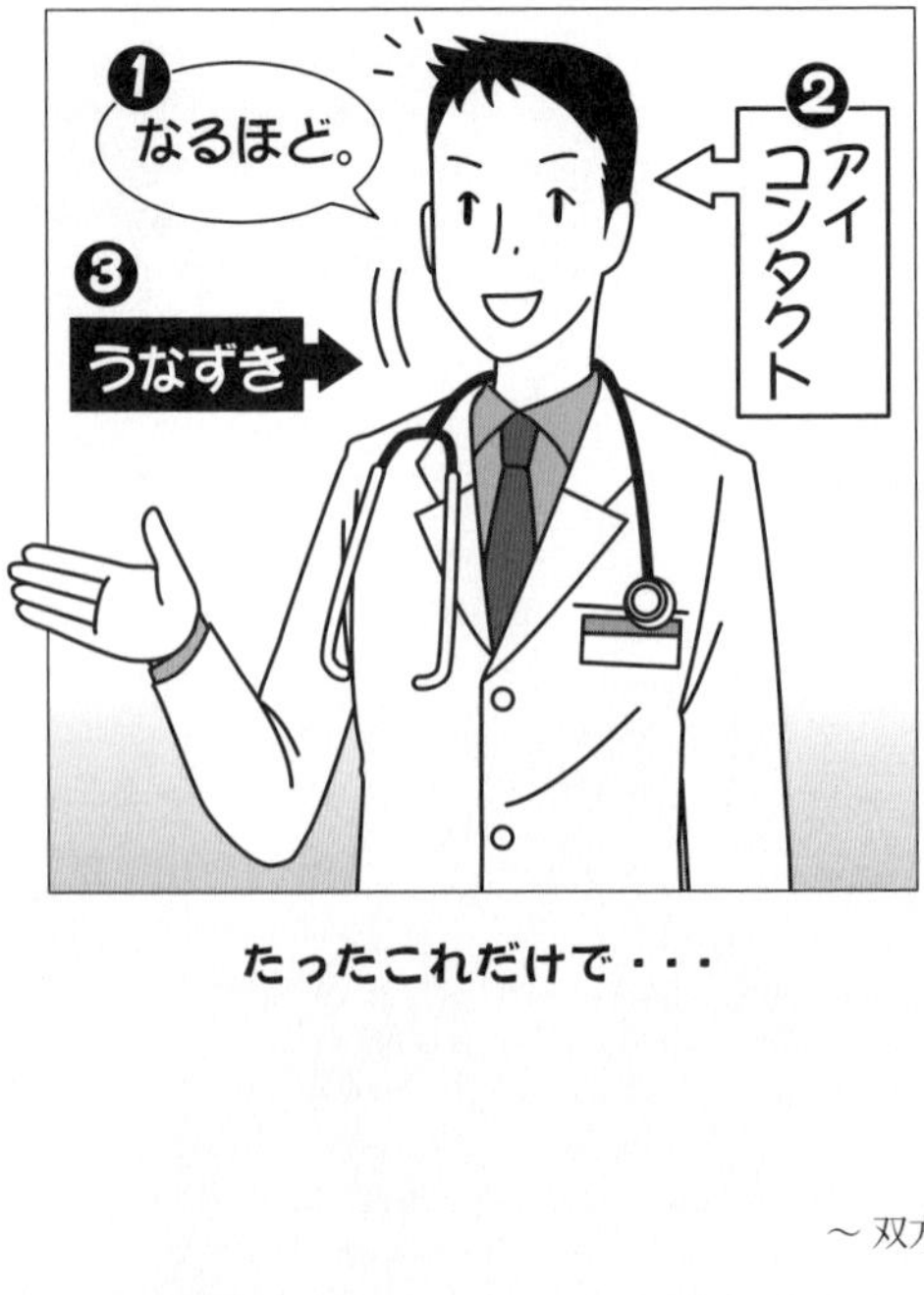

たったこれだけで・・・

だけでも構いません。

このページングを伴ったおうむ返しには、「**あなたの話をちゃんと共感しながら受けとめてますよ**」というメッセージとなって相手に伝わっていく効果があります。自分の話を受けとめてもらっているという感覚は、さらなる安心感と信頼感へとつながっていくのです。


相づち、うなずき、おうむ返しは、どれも機械的に実践できるスキルばかりです。これを意識するだけでもかなり聴き上手となることができ、たとえ短時間であっても相手の満足感をアップさせることが可能です。

ちなみに私自身は、相づち、うなずきに関しては、自分でもちょっとやりすぎかなあと思うぐらいのオーバーアクションで行っています。もともと人見知りなので、どうしても表情や態度が硬くなりがちなので、少し大げさにするほうが、「あなたに興味を持っていますよ」という良い印象を与えるようです。

◎外来にて
《スキルを意識しない会話》
医師　「食事療法はいかがですか？」
患者　「最近、仕事で外食が多くなってしまって。ちょっとサボりがちです」
医師　「それはダメですねえ、頑張らないと」
患者　「外食が多いとなかなか計算がうまくいかないんですよ」
医師　「でも頑張らないと」

患者　（決まりわるそうに）「はい・・・」

※相手の話を聞こうとせず批判するばかりの医師に、患者は非難されていると思い、心を閉ざしがちになっています。

《スキルを活用した会話》

医師　「食事療法はいかがですか？」

患者　「最近、仕事で外食が多くなってしまって。ちょっとサボりがちです」

医師　（うなずきながら）「そうですか。外食が多くなってサボりがちなのですね（おうむ返し）」

患者　「外食が多いとなかなか計算がうまくいかないんですよ」

医師　（うなずきながら）「なるほど、計算がうまくいかないのですね（おうむ返し）。状況はよくわかりました。外食のカロリー計算を簡単にできるコツがありますので、栄養士に教えてもらいませんか？」

患者　「え、そんなコツがあるなら、ぜひ教えてもらいたいです」

※おうむ返しやうなずきのスキルを使って、相手の話を受けとめています。そのため、患者に安心感が生まれ、こちらの提案を受け容れる余裕ができています。

◇ここぞというときはゼロポジションで傾聴を…《聴く》その5

私が研修医の頃に読んだベッドサイドマニュアルには、「患者の枕元に座って、まず傾聴しましょう」と判で押したように書かれていたものでした。そのときよく思ったものです。「傾聴する」って、どういうこと？そして、いざ患者さんのベッドサイドに座るものの、会話は続かないし、どうしよう…と途方にくれていたのでした。

私が「傾聴」の意味をしっかりと認識できたのは、コーチングを学んだときからです。一言でいうと、傾聴とは「ただ聴く」のではなく、「心を傾けて積極的に聴く」ということ。私の提案するメディカルサポートコーチングでは、その聴き方を「**ゼロポジション**」というスキルで具体的に示しています。さっそくご紹介しましょう。

ゼロポジションのスキル

①相手のこと、会話の内容について、事前に先入観をもたない。

すでに知っている人の場合、先入観があるのは当たり前だが、「先入観をできるだけ持たないぞ」と思うだけで、かなり弱めることができる。先入観を弱めるためには、心は真っ白なキャンバスなどをイメージすると良い。深呼吸をして肩の力を抜くと効果的。

②相手が喋っている間もできるだけ自分の思考を抑えるようにする。

正しい、間違っている、良い、悪いなどの評価をしない。自己解釈しない。相手が、どんなことを考え、どのように感じているのかを聴き取ることに徹する。

③相手が話し終わるまで、口を挟まない。

最後の言葉までしっかり聞くことを自分に義務付ける。

④否定的な接続詞をできるだけ使わない。

「でも」「しかし」「だけど」などを極力排除する。これらを使うと、相手は、話を否定されているという気分になる。逆に話を促進する接続詞「それで?」「なるほど」「そして、どうなったの?」などを多用する。

⑤沈黙が訪れても、自分から話さないで、できるだけ待つ。

相手がまだ話したいことを考えている場合があるから。

⑥自分の話にとりこまない。

あえて解釈せず、自分は聴き手に徹すること。

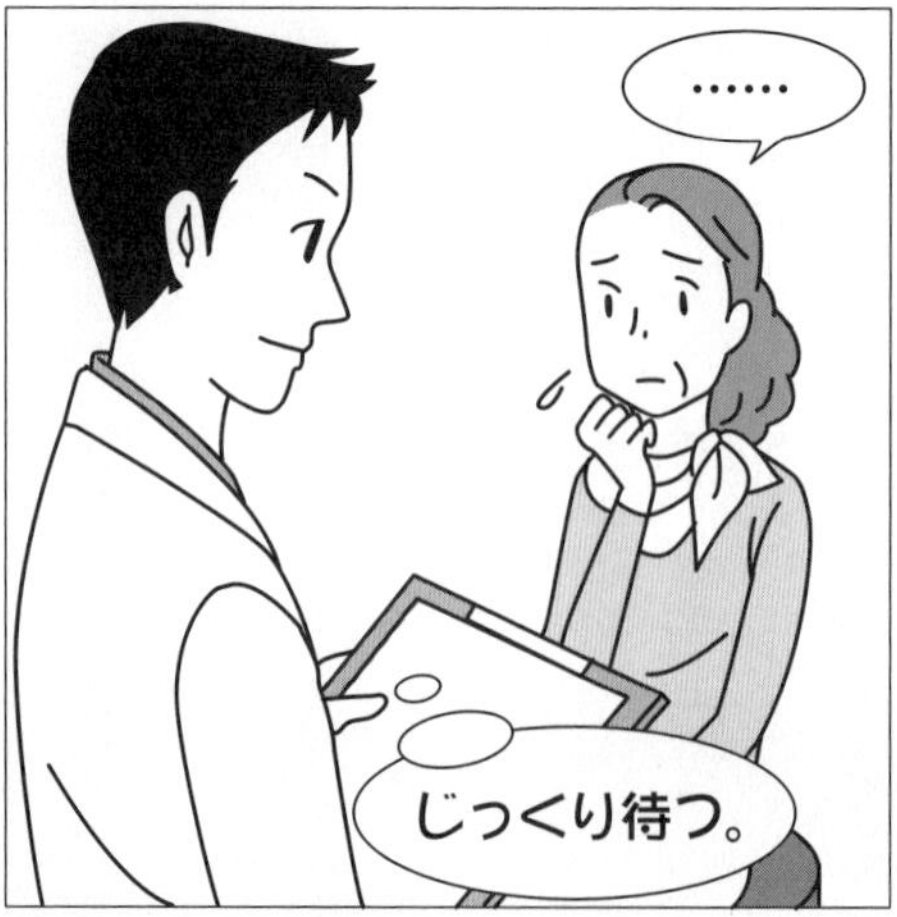

沈黙は金なり

このゼロポジションの態度こそが、まさに傾聴に値する聴き方なのです。このように聴くと、相手の中には「**自分の話を否定も批判もせず、しっかりと受け止めてくれている**」という安心感と信頼感が芽生えてきます。そして、「じゃあ、この人の言うことも聞いてみよう」という気持ちが生まれ、心の扉が開いてくるのです。

ゼロポジションの聴き方は、集中力も、気力も、時間も必要とします。そのため、普段の医療現場の会話をすべてゼロポジションで行うのは不可能です。ゼロポジションは、ここぞというとき、例えば患者や家族にじっくり話をするときや、スタッフや同僚の悩み事を聞くときなどにぜひトライしていただきたいと思います。

普段の会話では、先に述べたペーシング、うなずき、相づち、おうむ返しなどを心がけ、ゼロポジションは「『聴く』という行為の究極の理想像」だと捉えて、頭の隅に掲げておくだけで充分だと思います。

◎糖尿病外来にて

《ゼロポジションを意識しない会話》

医師　「あれから食事療法はどんな感じですか？」

患者　「最近、ついつい甘いものが欲しくなって・・・」

医師　「駄目じゃないですか、ちゃんと守っていかないと、体重が減らなくなりますよ」

患者　「わかってるんですけど、やめようと思うと余計にストレスが・・・」

医師　「それでも頑張らなくちゃだめですよ。このまま肥満が進むと、糖尿病がもっと悪化していきますよ。もう一度、気を引き締めてください。栄養指導、もう一度受けますか？」

患者　（不満そうに）「はあ・・・考えてみます」

※相手の話を批判し、かつ否定的接続詞で否定したり遮ったりしています。患者は、辛い気持ちを分かってもらえないために、気持ちが閉じた応答になってしまっています。

《ゼロポジションを用いた会話》

医師　「あれから食事療法はどんな感じですか？」

患者　「最近、ついつい甘いものが欲しくなって…」

医師　「なるほど、甘いものが欲しくなるのですね」　おうむ返し

患者　「駄目だって分かってるんだけど、食事だけだとストレスがたまってしまって。もともと甘いものが大好きなものですから」

医師　「なるほど、お気持ちは良くわかります」　ゼロポジション

患者　「甘いものをやめようとすればするほど、気になってしまうんです」

医師　「ふ～ん、そうなんですね。ただ主治医の私としては、糖尿病を悪化させないためにもできるだけ頑張って欲しいなあと思うんです。どうでしょう？　もう一度、栄養指導を受けて甘いものを上手に楽しむコツを栄養士と考えてみませんか？」

患者　「そうね。じゃあお願いします」

※相手の話を受け止め、否定や批判をしていません。そのため患者に安心感が生まれ、こちらの提案も受け容れてくれる余裕ができています。

◇オープン型質問でコミュニケーションを深めよう……《質問する》その1

これまで述べてきたように、医者から一方的な会話にならずに、患者と双方向のコミュニケーションを実現していこうとすると、まず1分でも2分でも患者の話を「聴く」という姿勢が必要です。私はこのことを意識するようになってから、患者との会話がとてもスムーズにスタートできるようになりました。

さて、会話が首尾よくスタートできたら、次に目指すことはさらにコミュニケーションを深めていくことです。そのための次のステップが、「質問する」なのです。

もともと医師は症状や経過などについて、患者に質問したいことを山ほど抱えています。そのため質問の内容に苦労する人はまずいないでしょう。

ですが、質問の仕方に注意しないと、「熱は?」「痛みは?」「食欲は?」といった一方的な紋切り型の質問になりがちです。それを防ぐためにも、「コミュニケーションを深める」という目的を意識しながら、**できるだけ相手のニーズや気持ち、考えを引き出せるように工夫していく**ことが大切です。

まず基本的に気をつけることは、前述した「クローズ型質問」ばかりを連発しないようにするということ。

クローズ型質問とは、YES・NOで答えが完了するタイプの質問でしたね。

「熱はありますか？」

「痛みは強いですか？」

「食欲はありますか？」

「眠れますか？」

「イライラしますか？」

「いつから腫れていますか？」（セミクローズ）

「何回発作は起こりましたか？」（セミクローズ）

このようなクローズ型質問は、答えやすいという長所もありますが、何回も連続させてしまうと紋切り型の一方向となり、患者は気持ちや希望を表現しにくくなってきます。そこで、会話がスムーズに流れ出したら、クローズ型質問は控えめにして、オープン型質問を中心に投げかけていくと、患者の気持ちやニーズが汲みやすくなります。

実はほとんどのクローズ型質問は、オープン型に転換することが可能です。先ほどの例のうち、セミクローズ型の質問以外は、次のようにオープン型に転換できます。

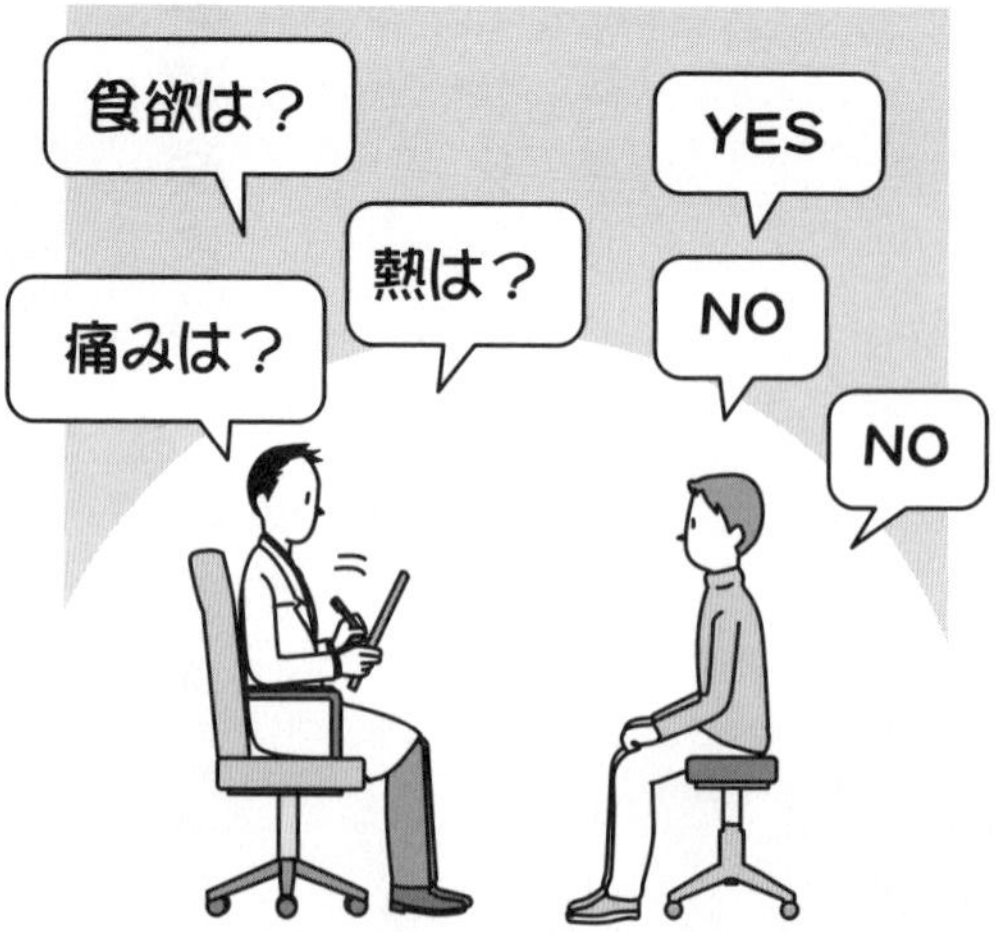

紋切り型

「熱はどうでしょうか？」

「痛みはいかがでしょうか？」

「食欲はどんな感じですか？」

「睡眠はいかがですか？」

「イライラなど、お気持ちはどうですか？」


このようにちょっとした語尾変化で転換できる場合がほとんどです。こうした転換は、慣れれば瞬時にすることが可能です。まずは自分が会話の中で使った質問を思い出して、頭の中でオープン型に転換する練習をやってみましょう。すぐに転換のコツがつかめますよ。

◇言葉の塊をほぐして、相手とのイメージ・ギャップを埋める…《質問する》その2

こんな経験はないでしょうか？

「自分はきちんと伝えたはずなのに、正確な内容が相手に伝わっていなかった」

「ちゃんと会話したはずなのに、なぜか誤解が生じていた」


こうしたトラブルは、相手と自分との疎通性に問題があったときに生じます。その原因のひとつが「言葉」

です。

実は一つの言葉は、大きなイメージの塊なのです。**同じ言葉でも、人それぞれに想像するイメージや、受け取るニュアンスが違います**。そのためきちんと正確に話しているつもりでも、意思の疎通に問題が生じることがあるのです。

例えば「子供」といっても、ある人は小学生を、ある人は赤ん坊を、ある人は高校生を思い浮かべたりと、人によって想像する内容にはかなりの違いがありますよね。このイメージの違い＝「ギャップ」を放置しておくと、会話が終わったあとに、とんでもない認識のずれや、誤解が生じる原因となっていくのです。

特に医療現場での治療や検査の説明では、患者の受けるイメージとの間に大きなギャップがあると、のちのち大問題に発展しかねません。


そこで、相手と自分との言葉のイメージのギャップを最小限にとどめるために、「**言葉の塊をほぐす**」というスキルを使っていきましょう。


まずは、言葉は大きなイメージの塊で、自分と相手との間には常にギャップがある、と認識することです。そして、「この言葉は大きな塊だ」と、ピンとくるようになることが大切です。

例えば、「微妙に」「大変な」「何となく」「色々と」「たまに」といった抽象的な言い回しでは、人それぞれのギャップは大きく、イメージも違っていることが多いのです。まずは、相手の言った言葉に敏感になり、**「この言葉は抽象的だな、具体性に欠けるな」と思ったら、すかさず言葉の塊をほぐしていくような質問を投げか**

けていきましょう。

例えば、こちらが「調子はいかが？」と聞いたとき、患者が「あまり良くないですね」と言ったとします。この「あまり良くない」は、大きな言葉の塊です。人によって、良くない程度は様々だし、その「良くない」内容も千差万別ですよね。そこで早速、塊をほぐしにかかりましょう。

「どのように、良くないのですか？」
「どういったところが、良くないのでしょうか？」
「いつもと違って、どこが良くないのですか？」
「いつごろから、どんなふうに良くないとお感じでしょうか？」
「良くない状態をもっと具体的に教えてください」

質問は、オープン型が基本となります。ほぐし方には特にルールはありません。様々な側面から塊をほぐして具体化していくといった気持ちで、自由に質問してみてください。

私自身もこの「塊をほぐす」というスキルを愛用しています。例えば統合失調症の患者は語彙力が減ってく

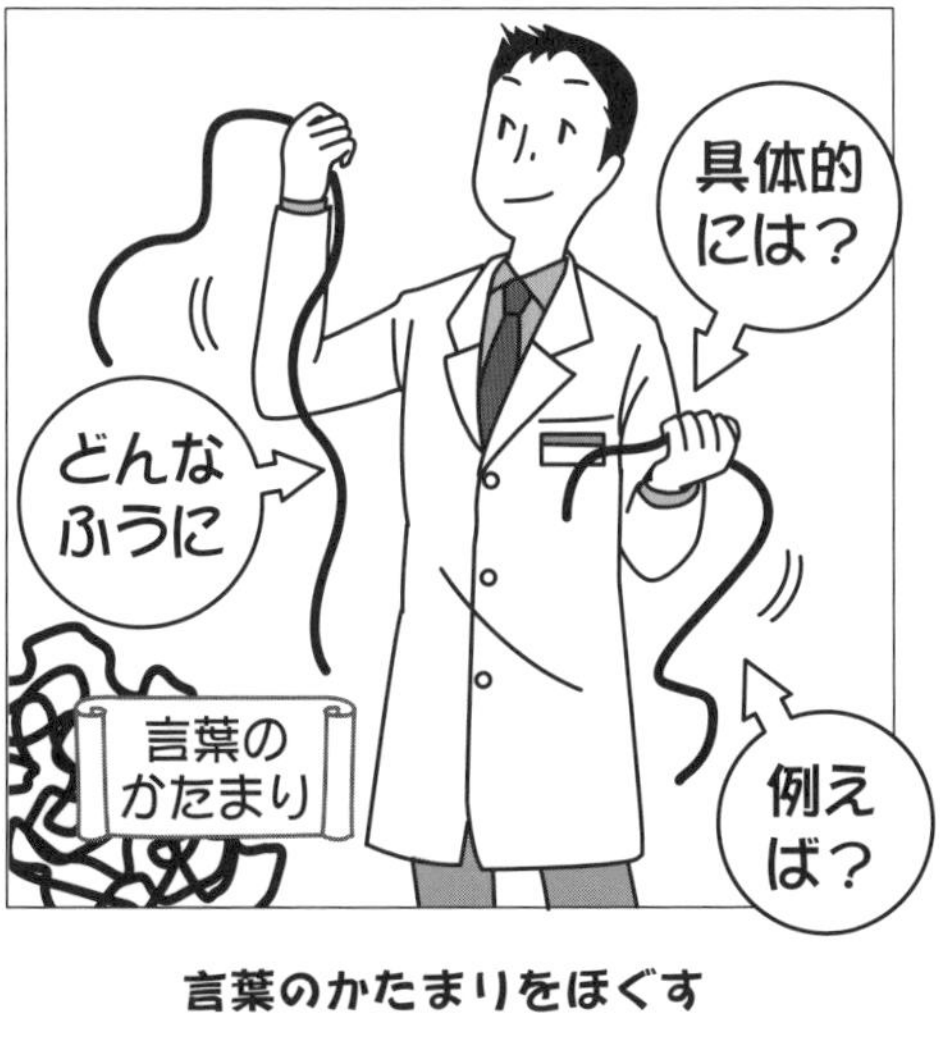
具体的には？
どんなふうに
言葉のかたまり
例えば？

言葉のかたまりをほぐす

るという症状がありますので、「何となく嫌な感じがする…」といったアバウトな表現しかできないことがあります。そんなときは、すかさず塊をほぐすようにしています。

「何となく嫌な感じって、どんなことに嫌だと感じますか？」

「何をしているときに、どんな感じになるのですか？」

「前は嫌じゃなくて、今、嫌だと思うのはどんな時？」

などと多方面から塊をほぐすようにします。すると幻聴や妄想がひどくなったんだ…などと、大切な症状をキャッチしやすくなります。ぜひあなたも、言葉の塊に敏感になってください。

◎外来にて

《塊をほぐすことを意識しない会話》

医師　「最近、お薬の飲み忘れが多いようですね」

患者　「すみません、ついうっかりして飲み忘れるんです」

医師　「ついうっかりというのは、困りますね。これは毎日飲み続けることで、効果が出る薬なんですよ。もっときちんと内服してください」

患者　「はあ…すみません。できるだけ頑張ります…」

※薬の飲み忘れの多い患者に医師が注意しているが、今ひとつ有効なアドバイスができていません。

《塊をほぐすことを意識した会話》

医師　「最近、お薬の飲み忘れが多いようですが・・・」

患者　「すみません、ついうっかりして飲み忘れるんです」

医師　「ついうっかりしてしまうのは、具体的にはどんなときですか？」　塊をほぐす

患者　「ええっと・・・遅くまで残業をしたあととか、あとは飲み会に誘われた時に、うっかり忘れてしまいます」

医師　「そんなときにうっかり忘れてしまうんですね。どうしてかしら？　具体的に教えてください」

患者　「帰りが遅くなると外食してくるから家族と食事しないでしょ、すると家内に声をかけてもらえないし、自分も酔っていたり疲れていたりするので、忘れるんですね」

医師　「つまり、ついうっかりは、外食して遅くに帰宅したときに起こるんですね。どうでしょう、奥様に頼んでおいて、遅くなったときにも必ず声かけをしてもらうというのは？」

患者　「それいいですね。頼んでみます」

※「ついうっかり」という大きな言葉の塊をほぐして具体化していくことで、薬の飲み忘れに対する有効な対策を提案することができています。

◇未来型＆肯定型質問で患者のやる気を引き出そう…《質問する》その3

まずは、次の会話をお読みください。

◎外来にて

医師　「先週もリハビリお休みされたそうですね。毎週やらないと関節が固まってしまいますよ」
患者　「はあ、すみません」
医師　「なぜちゃんと来られなかったのですか？」
患者　「すみません、ちょっと忙しかったもんで」
医師　「だめじゃないですか、もっときちんと来てください」
患者　「はあ、すみません」

私が神経内科に勤務していたときに、脳梗塞の患者さんに対してしばしば繰り返していたパターンの会話です。患者は決まって「ごめんなさい、すみません」などの謝りのフレーズを口にし、雰囲気は非常にぎくしゃくしたものでした。

実は、これは私の質問の仕方に問題があるのです。

「なぜ、～しなかったのですか?」というのは、「**過去型&否定型質問**」と呼ばれる質問の形です。過去のことを、「～しない」「～できない」という言葉を使って質問していますよね。

次のような質問も過去型否定型の質問です。

「なぜ食事制限ができなかったのですか?」

「どうして薬を飲まなかったのですか?」

こんなふうに、**過去のことを否定語句をまじえてきくと、相手には「批難されている、責められている」という感情が芽生えてしまいます**。そのため、つい「ごめんなさい」などの謝罪の言葉が口に出てしまいますし、その後も自分の立場を守ろうとする意識が働くため言い訳や愚痴が多くなってしまいます。つまり会話が建設的に発展していかなくなるのです。当然、患者のやる気もおこりません。

そこでこれらの質問を、未来へ焦点が向かい否定語句が入らない「**未来型&肯定型質問**」へ転換させてみましょう。

「なぜちゃんと（リハビリに）来れなかったのですか?」

⇓

「次回からきちんと来るようにするためには、どうしたらいいでしょうか?」

「なぜ食事制限ができなかったのですか？」
⇩
「明日から食事制限を実行するためには、何に気をつけたらいいでしょう？」
「なんで薬を飲み忘れてしまったんでしょうか？」
⇩
「これから薬をきちんと飲むために何か工夫できませんか？」

いかがでしょうか？　明らかに未来型＆肯定型の質問のほうが、受ける側にとって責められている、怒られているというニュアンスがなくなっていますよね。未来型＆肯定型の質問は、明るいイメージが湧きやすく、意欲が高まりやすいと言われています。人間は、未来のことを語るほうが、本来楽しいものなのです。

それに否定されるより、肯定された方が嬉しいですよね。「～しないために」「～にならないために」といった否定語句が入ると、どうしてもネガティブなイメージが浮かんでしまい、否定的なことを起こさないための「守りの姿勢」となっ

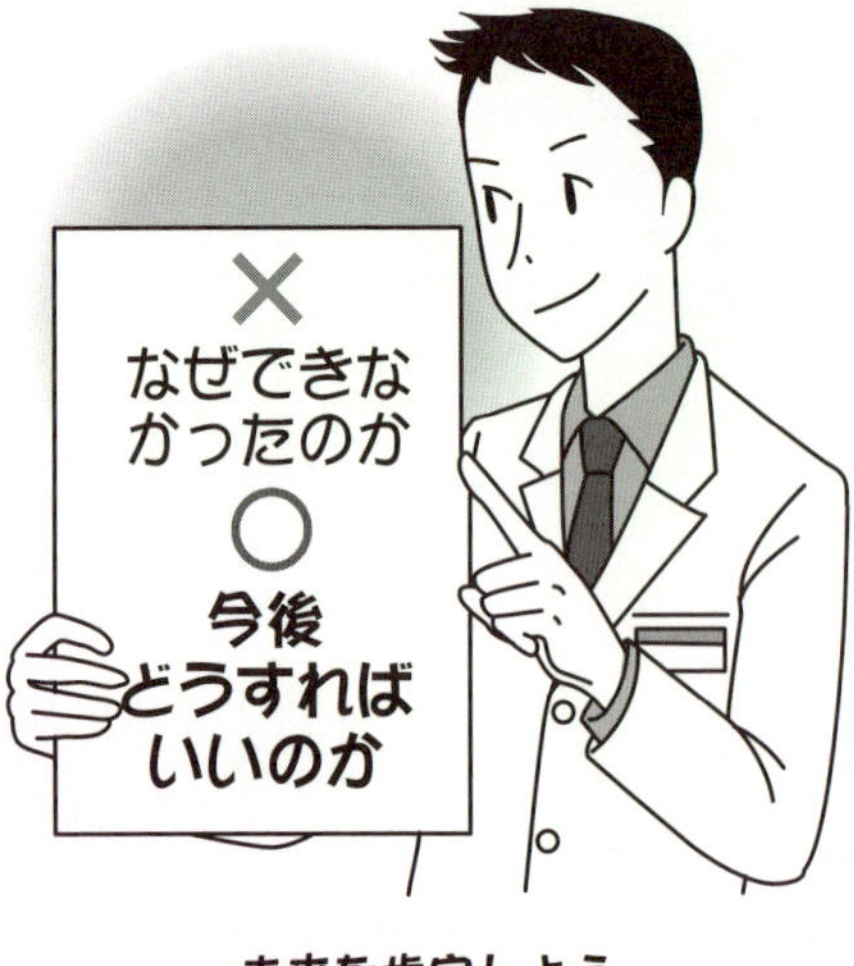
×
なぜできなかったのか
○
今後どうすればいいのか
未来を肯定しよう

てしまいます。

逆に「よりよく～するために」とか、「さらに～していくために」といった未来型&肯定型で質問すると、ポジティブなイメージが湧きやすく、やる気も生まれやすいのです。

とはいっても、過去の原因を分析することもときには必要です。その場合も、できれば人（あなた）ではなく、モノ（理由、原因など）を主語にして質問したほうが、責められているという雰囲気が少なくなります。例えば、

「リハビリに来られなかった理由は、何でしょうか？」

「食事療法をできなかった原因は、何だったのでしょうか？」

「薬を飲み忘れたわけを教えてください」

といった形です。

相手の意欲やアイデアを引き出したいときには、できるだけ未来型&肯定型の質問に変えていったほうがよいことを常に忘れないでおきましょう。

◎肥満患者との会話
《未来型&肯定型を意識しない会話》
医師　「Aさん、今週は体重が増えちゃいましたね」
患者　「はい、なかなか間食を控えるのが難しくて…。職場の上司と合わないので、ストレスがたま

りやすくって、イライラすると、ついつい甘いものを食べ過ぎてしまうんです」

医師　「そうですか。職場の上司と合わないストレスはわかりますが、なぜ我慢できなかったんですか？」

患者　「すみません。昔からイライラすると、甘いものが欲しくなってしまう体質なので、つい…」

医師　「つい…に負けちゃったらダメです。そこを何とか頑張ってください。何か他にイライラを解消する方法はなかったのでしょうか？　趣味をするとか、遊ぶとか…」

患者　（伏し目がちに）「ええ…すみません。どちらかというと無趣味な方ですから」

※医師は、過去型質問を多用しているため、励ますつもりが逆効果。相手は、「責められている」「叱られている」という雰囲気になってしまい、萎縮してしまっています。

《未来型＆肯定型を意識した会話》

医師　「Aさん、今週は体重が増えちゃいましたね」

患者　「はい、なかなか間食を控えるのが難しくて…。職場の上司と合わないので、ストレスがたまりやすくって、イライラすると、ついつい甘いものを食べ過ぎてしまうんです」

医師　「なるほどね。職場の上司と合わないのは、つらいですよね。イライラすると甘いものが欲しくなるんですね」（ペーシング）

患者　「はい、昔からイライラすると、甘いものが欲しくなってしまう体質なんです」

医師　「じゃあ、イライラしなければ、甘いものが控えられますよね？　Aさんの中で、今後、イライラを減らす工夫は、何か浮かびませんか？」未来型質問

患者　「う～ん、そうですねえ。上司と直接話すと、イヤミとか言われてイライラすることが多いので、なるべく話さないようにすればいいかも・・・」

医師　「なるほど。それじゃあ、明日から上司となるべく話さないようにするには、どうしたらいいと思われますか？」

患者　「う～ん、そうねえ。ちょっとした用事ならメールを使って、やりとりするといいかもしれないですね。もしくは、一緒に組んでいる後輩に訊いてもらうとか」

医師　「なるほど、それなら、直接話さずにすみますよね」

患者　「ええ、今まで意識しなかったけど、出来るだけ直接話さないように工夫してみます。それで、イライラが押さえられると、甘いものの誘惑にも勝ちやすくなりますよね」

医師　「それは素晴らしいですね。ぜひ、頑張ってください」

※医師は、意識して「今後、どうしていくか」という未来型質問を繰り返すことで、患者に前向きな気持ちで考えさせようとしています。未来へ未来へと視点を向けさせることで、患者自身の中から、ポジティブなアイデアや、やる気を導き出しています。

◇相手に沿って、わかりやすく伝える…《伝える》その1

私が臨床研修をしていた病院で、患者にもスタッフにもとても人気のある師長さんがおられました。看護師や研修医が患者とトラブルになりかけても、その師長さんが間に入って上手に丸くおさめてくれました。

私も何回か彼女に助けてもらったのですが、あるとき「師長さんはどうしてそんなに患者さんと上手にお話できるのですか？　何か特別な訓練をされたのですか？」と聞いたことがありました。するとその師長さんは、「いえいえ、何も特別なことはしていないのですが、とにかく相手の気持ちに沿ってみようと心がけています。すると上手くいくことが多いですよ」と言われたのでした。

当時、「**相手の気持ちに沿ってみる**」ということが、私にはよく理解できませんでした。どうすれば「沿える」のか？　相手の言い分に同意する？　それとも同情する？？　などいまひとつ納得できなかったのでした。

ですが、コーチングを知りえた今、彼女がいわんとしていたことが分かるような気がします。

「相手の気持ちに沿う」ためには、とにかく1分でも2分でもいいから患者の話を聴く。そしてその後、相手のニーズや意思、気持ちを深く知るためにさらに質問する。すると相手の気持ちや価値観が理解できるので、「相手の気持ちに沿って」こちらの言いたいことを伝えることができる。

そういうことを彼女は意味し、かつ実践していたのではないかと思います。

つまり「聴く」➡「質問する」➡「伝える」というステップを意識して会話をすすめ、最後にこちらの言いたいことや気持ちを伝えていく。**すると相手の意向を知った上で伝えることができますから、相手の心にすっと入りやすいアドバイスや情報提供がしやすくなる**わけです。

例えば、事前に「運動が苦手」という情報を知っていれば、運動主体の減量プランを勧めたりしませんよね。「薬を極力飲みたくない」という考えの患者には、何種類も薬を出すことを控えますよね。

医療者は伝えたいことがたくさんあるので、ついつい伝えることを急ぎがちになりますが、そこをグッとこらえて、「聴く」➡「質問する」のステップを踏んでから「伝える」に入って欲しいと思います。そうすることで、自然と相手の気持ちに沿った伝え方ができるようになってきます。

さて、ここからはその「伝える」について、具体的なコツを伝授していきましょう。

まず最も基本的なことですが、専門用語を使わないで患者にわかりやすく伝えるというのは、鉄則中の鉄則です。

例えば血糖降下薬、抗生物質などという言い方ではなく、「**血液の中の糖分を下げるお薬です**」「**ばい菌を殺すお薬です**」などというように、特にはじめは分かりやすく伝えましょう。「胃透視をしましょう」ではなく、「**バリウムを飲んで胃の中をレントゲンで写す検査をしてみましょう**」。「頭部ＭＲＩ」ではなく、「**磁力を使って頭の中を精密に検査するＭＲＩというのをやりましょう**」がいいですね。

はじめは時間がかかってまどろっこしいですが、患者の医療知識が増えてきてある程度理解できるようになるまでは、極力わかりやすく噛み砕いて伝えましょう。そうすることで、誤解や行き違いを防ぎ、トラブルを未然に回避することにもつながるのです。

このほかにも、私たちが当たり前のように使っている

「炎症が起こっているようです」

「発赤、腫脹しています」

「頓服として飲んでください」

「頭重感はしますか？」

「熱感がありますね」

なども、素人さんにはわかりにくい言葉です。注意しましょう。

これは笑い話ですが、あるとき入院してきたばかりの患者を訪れた医師が「このあと看護師が清拭にきますから、着替えて横になっていてください」と患者に伝えました。看護師が病室を訪れてみると、患者は着替えもせず上着を着たまま神妙な顔で椅子に座っています。「清拭にきたのですが…」と看護師が言うと、その患者は「だからこうしてお待ちしていました。正式《セイシキ》にご挨拶するために」とすまして答えたそうです。

この話のように、医療現場で当たり前のように使っている言葉でも、患者にとっては未知の言葉である場合が多々あります。「できるだけ簡単な言葉で分かりやすく」を特に初診患者に対しては心がけましょう。

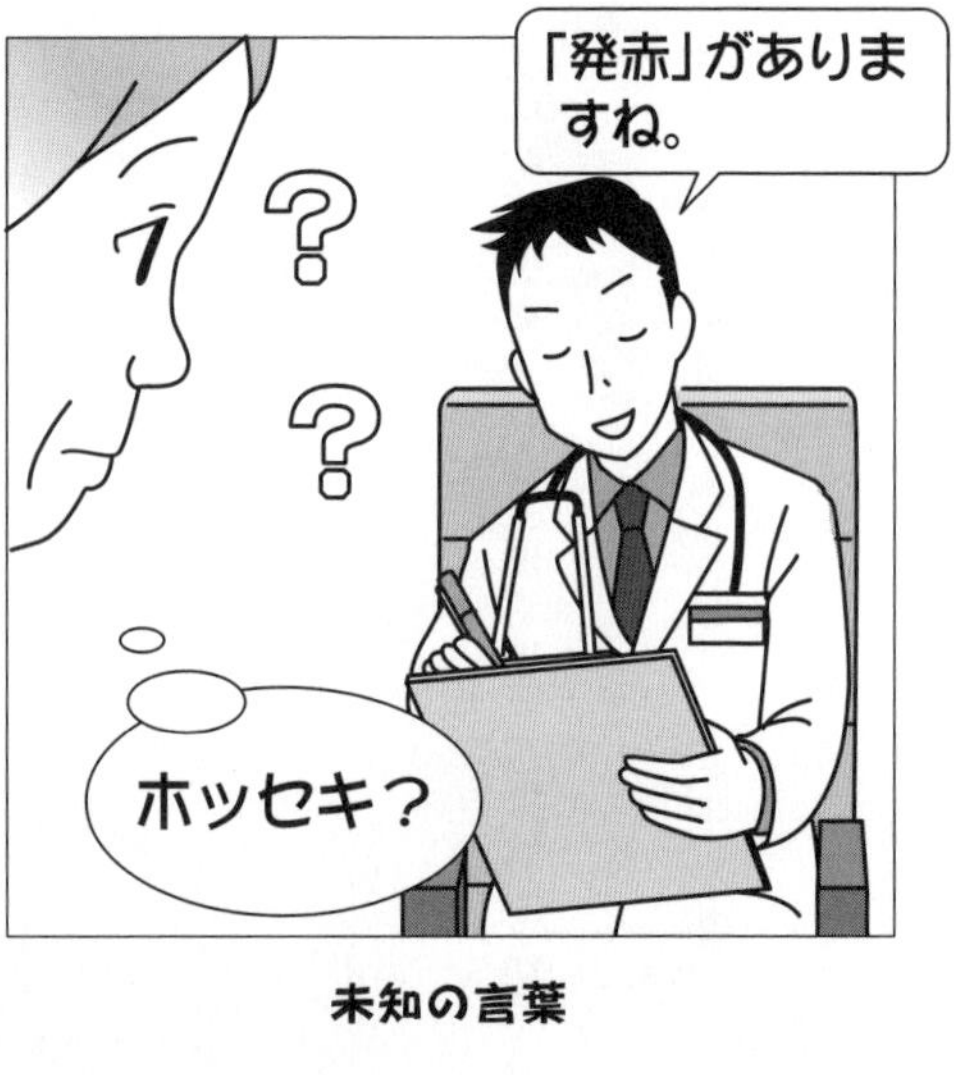

未知の言葉

◇I《アイ》メッセージで心に入りやすい伝え方をしよう……《伝える》その2

次にご紹介する「伝える」スキルは、「Iメッセージ」というスキルです。

人にメッセージを伝えるときには、大きく分けて、「Iメッセージ」と「YOUメッセージ」2つの言い方があります。

「YOUメッセージ」というのは、「あなたは、～ですね」「あなたの～は、～だ」という言い方です。総じて「あなた」が主語にきます。

例　あなたは、頑張ってますね。
　　あなたは、すごいですね。
　　あなたの意見は、現実離れしている。
　　あなたは遅刻をやめるべきだ。

かたや「Iメッセージ」は「私は、～だと感じた」「私は～な気持ちになった」という言い方です。必ずしも「私は」が主語にこなくてもいいので、相手の行為や言葉によって、自分がどんな気持ちになったか、影響を受けたかを伝える言い方だと理解してください。

例　私は、あなたが頑張ってくれるので嬉しい。
あなたのすごさに（私は）驚いています。
私には、あなたの意見は現実離れしているように感じられる。
遅刻をやめてくれると（私は）嬉しい。

右の例でも明らかなように、ＹＯＵメッセージよりもＩメッセージのほうが、ほめるときも、指摘するときも、相手にとっては受け取りやすい言い方となっています。

一般的にＩメッセージには、ＹＯＵメッセージと比べると、次のような効果があるといわれています。

○「あなたは～だ」と表現する場合に比べて、「断定された、評価された」といったニュアンスが減る。そのため、反発や拒絶されにくい。
○「私は～だと感じる、思う」という、あくまでも個人的な意見だという言い方になるため、相手にとっては受け入れやすい。
○人は、自分の行いが相手に良い影響を与えたことがわかると、とても嬉しいもの。ほめ言葉を伝える場合、「あなたが参加してくれて嬉しい」「あなたのおかげでとても助かった」などと、Ｉメッセージで自分の気持ちを伝えると、より相手を喜ばせるメッセージとなる。
○注意や申し入れをする際、ダイレクトに響くＹＯＵメッセージに比べ、優しいニュアンスとなり、受け入れやすくなる。たとえば次の例のように。

YOUメッセージ「（あなたは）もっとリハビリに来なくちゃいけませんよ」
Iメッセージ「リハビリに来られる回数が少ないので、**主治医として心配しています。もっと来ていただけるとうれしいのですが**」

いかがですか？　少しの言い方の違いで、相手に伝わる雰囲気がずいぶん違ってきませんか？

私自身もこのIメッセージを愛用しています。外来に毎週通ってほしい患者には、単に「毎週来てください」というより、「毎週来ていただけると**私も安心です**」と伝えます。症状が改善した患者には、「良くなってよかったですね」というより「良くなっていただいて**私も嬉しいです**」と伝えます。するとメッセージの通りがすごく良くなることを実感しています。

ちなみに仕事はもとよりプライベートでもIメッセージを多用するようにしています。子供に対して「お手伝いしてくれて偉いね」というより、「お手伝いしてくれたから、ママとても助かったわ」と言った方が、子供はますますやる気になってお手伝いのリピート率もアップするようです。

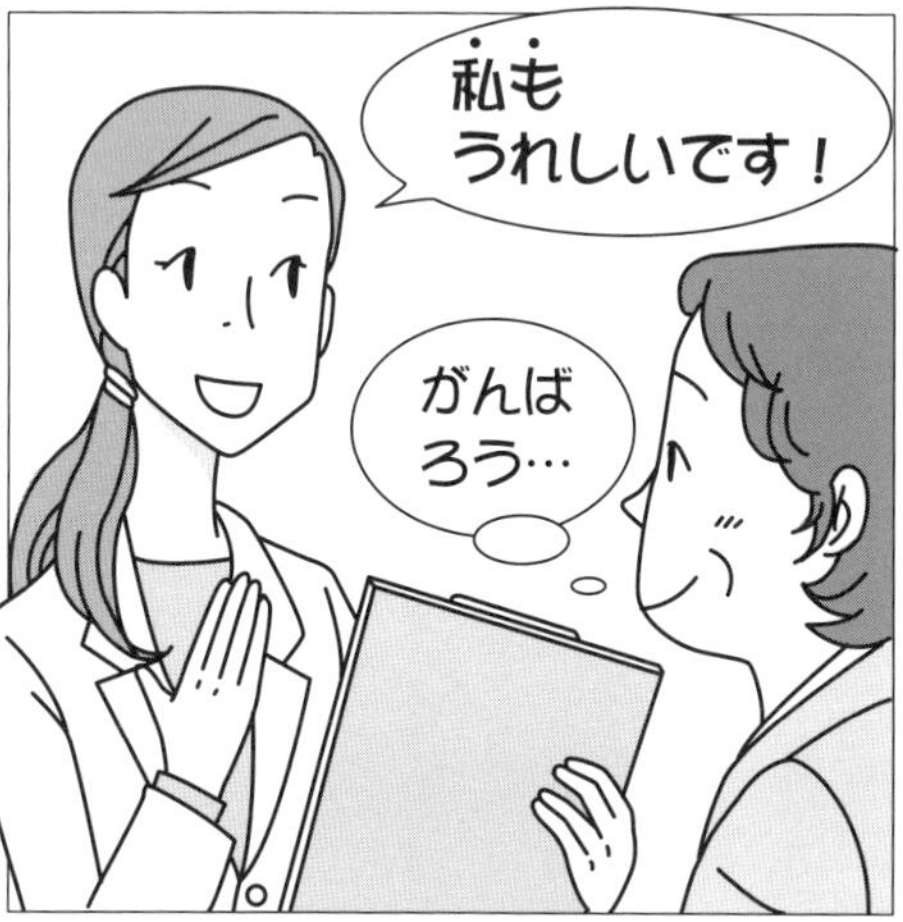

I《アイ》メッセージのほうが伝わりやすい

◎外来にて

医師　「あら、今日は血糖があがってますね」

患者　「やっぱり。最近、外食が多くて、食事療法が守れていなかったから…」

《YOUメッセージでの応答》

医師　「だめじゃないですか。せっかく血糖が落ち着いていたのに。明日からまた頑張ってくださいよ」

患者　（ばつが悪そうに）「すみません。気をつけます」

《Iメッセージでの応答》

医師　「そうなんですね。せっかく血糖が落ち着いていたのに、残念です。明日からまた食事コントロールに頑張っていただけると、私もとても嬉しいです」

患者　（笑顔で）「ええ、また明日から頑張りますよ」

※ Iメッセージを使って言うと、相手を責める、相手に意見を押し付けるというニュアンスが減ります。また患者のモチベーションアップにつながりやすい。

◇言いにくいこと・大切なことは、枕詞で上手に伝える…《伝える》その3

医療現場では、ときに言いにくいことや、とても大切な事柄を伝える場面に遭遇します。患者に悪い結果を伝えるとき、注意や苦言を申し入れるときなどは、伝える側のこちらもかなり緊張して気を使います。

そんなときぜひ活用していただきたいスキルが、「**枕詞**《まくらことば》」です。枕詞というと短歌や俳句が思い浮かびますが、簡単にいうと前置きのことです。特にここでは許可をとるための前置きを指して「枕詞」と呼んでいます。

「ちょっと大切なお話があるのですが、今いいでしょうか？」
「少々耳に痛いことかもしれないけど、お話してもいいでしょうか？」
「あまり嬉しくないニュースですが、お伝えしてもいいでしょうか？」
「ぜひお伝えしたい話があるのですが、今からお時間を頂けますか？」

こうした**枕詞（許可をとる前置き）を意識的に使うことにより、より効果的に確実に相手に伝えることが可能です**。これら枕詞を活用すると、次のような効果が期待できます。

○許可をとるため、相手に聞く準備をさせることができる。重要な事項の聞き漏らしが減る。
○言いにくいことや悪いニュースを伝える際には、ワンクッションとなるため、相手に受け取る準備ができて、多少はショックが緩和できる。

○たいていの相手は「どうぞ」と社交辞令的に許可を出すが、許可を出した以上、相手には「聞く責任」が無意識に生じるため、次に続く言葉に対し、真剣さが違ってくる。

○相手の都合を聞いてから伝えるため、好感度がアップする。

私自身、患者の健康を改善するために強くお願いしたり、ときには苦言を呈してでも伝えなければならないシチュエーションにしばしば立たされます。そんなときはこの枕詞を使い、一度会話を仕切り直して相手に受け止める準備をしてもらってから伝えるようにしています。すると相手の聞く耳を立たせることができるためか、比較的スムーズに伝わっていくように思います。

このような枕詞は普段意識しないで使っていることも多いと思いますが、ぜひ意識して効果的に使ってみましょう。

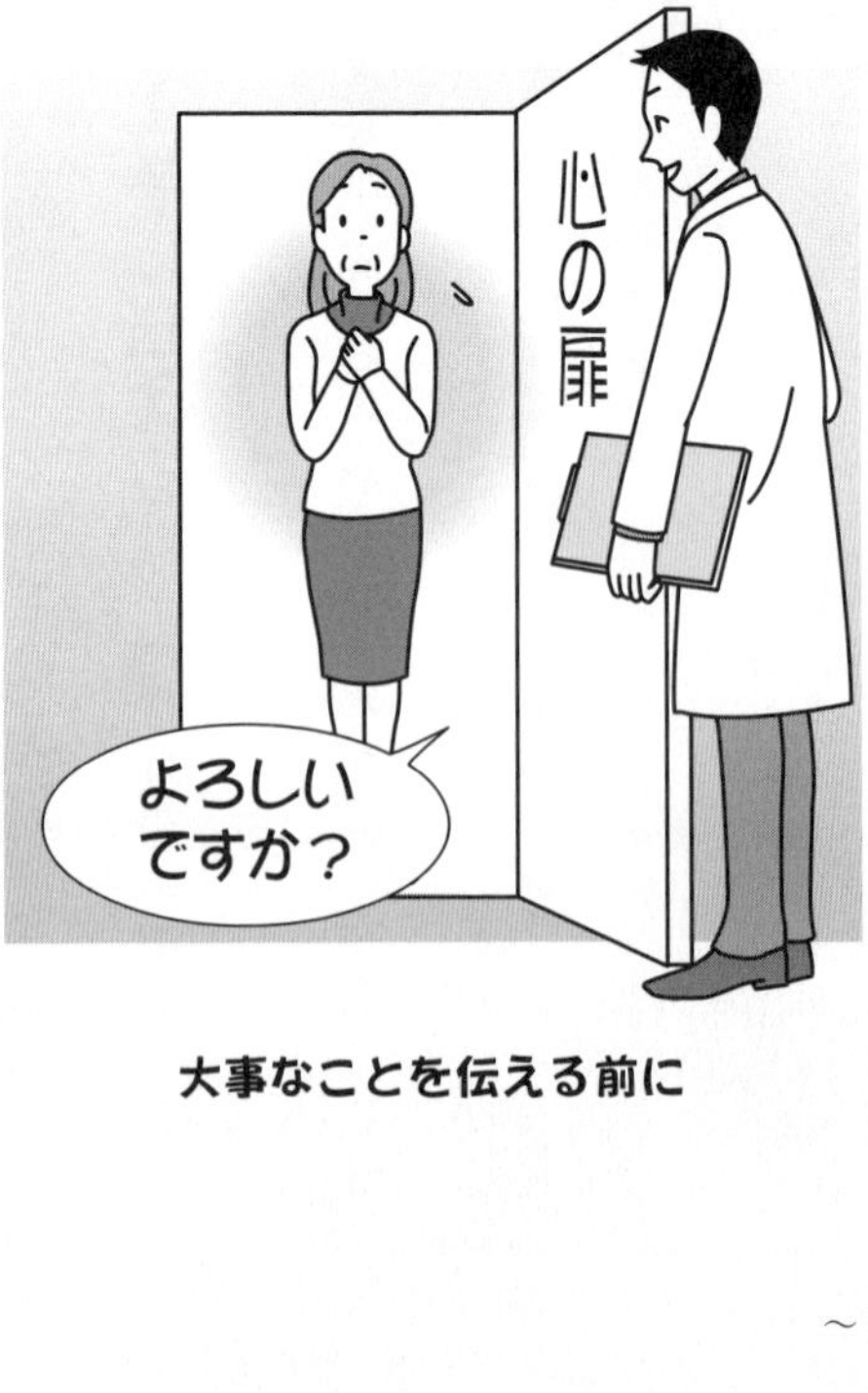

大事なことを伝える前に

◎病棟にて　患者Aは、病室で他の患者にお菓子を配ったり、過干渉であるため苦情が出ている。

《枕詞を意識しない会話》

医師　「Aさん、看護師から聞きましたが、病室

患者　の他の患者さんにお菓子を配ったり、いろいろと話しかけたりしているそうですね」
医師　「ええ、そうですが。それが何か?」
患者　「Aさん、今後は他の患者さんには、お菓子を配らないでください。それとあまり頻繁に話しかけないようにお願いします」
医師　「えっ?　どうして??　仲良くしたらいけないっていうの?」
患者　「あのね、同じ病室にはカロリー制限している患者さんもいるし、あまり個人的なことを話したくない人もいらっしゃるのですよ。だからそういったことは控えて欲しいのです」
医師　「あ、そう。ならお菓子を配るのはやめるけど、お話するのは個人の自由だと思うわ。実際皆さん楽しそうにお話してくれるし…。迷惑にはなっていないから放っておいてください」
医師　「……」

※Aさんには、医師の話が真剣に伝わっていないようです。また、突然耳に痛いことを言われたため、感情的になって反論しています。

《枕詞の活用例》
医師　「Aさん、大切なお願いがあるのですが、今ちょっとよろしいですか?」　枕詞
患者　「はい、何でしょう?」
医師　「看護師から聞きましたが、病室の他の患者さんにお菓子を配ったり、いろいろと話しかけたり

しているそうですね」

患者　「ええ、それが何か？」

医師　「大変言いにくいことなのですが（枕詞）、今後は他の患者さんには、お菓子を配らないでいただけますか？　それとあまり頻繁に患者さんに話しかけないでいただきたいのです」

患者　「えっ？　どうして？　私はただ仲良くしようと思ってやってるんだけど…」

医師　「お気持ちはよくわかるのですが、私の話もちょっと聴いていただけますか？」（枕詞）

患者　「ええ」

医師　「実は同じ病室にはカロリー制限している患者さんもいるし、人と接するのが苦手で個人的なことを話したくない人もいらっしゃるのです。だから、そういったことは控えていただきたいのです」

患者　「ふ～ん、そうなの。わかりました」

医師　「理解していただいて、ありがとうございます」

※ 医師はあえて何度も許可を取る枕詞を使うことで、相手の話のペースに巻き込まれずに仕切り直して、重要さをアピールしています。枕詞でワンクッションを入れたり、患者への気遣いを表しているために、患者も感情的にならずに話に耳を傾けています。

◇積極的に承認して、信頼関係を構築しよう…《伝える》その4

患者と信頼関係をつくるために、ぜひ心がけていただきたい「伝える」スキルがあります。それがこの「**承認する**」というスキルです。

コーチングで「承認」というのは、「相手の強みや良いところを認めて口に出す」という意味で用いています。どんな人でも、自分を認めて欲しい、良いところや頑張っているところをほめられたいと願っているものです。とりわけ、自分にとって指導的立場にいる人から承認を受けると、とても嬉しくエネルギーがアップします。

さてあなたは、昨日一日、職場やプライベートを含めて何回他人を承認したでしょうか？

一般的に日本人はシャイであり、以心伝心を期待する文化もあるため、他者をほめるのが苦手だという人が多いようです。そのため心の中で、「素晴らしいなあ」「立派だなあ」「いいなあ」などと認めていても、それがなかなか言葉として出てこないのです。これでは相手に承認の気持ちが全く伝わっていきません。

歯の浮くようなお世辞を言う必要はありませんが、相手の良いところや素晴らしい行い、素敵な特徴を見つけたら、ぜひ口に出して承認する癖をつけましょう。承認は、相手にやる気や元気を与える立派なスキルの一つですし、患者との信頼関係を構築するためにも非常に有効です。人は、自分を認めてくれた相手には安心感や信頼感をもつということも覚えておきましょう。

といっても、初めはなかなかタイミングよく承認を行うことが難しいかもしれません。私も承認を口にするのが照れくさくて、最初はかなり戸惑いました。そこで、私自身が実践している承認上手になるためのちょっとしたトレーニング法を紹介します。

まずは、気軽に他人の良いところや強みを探す「承認ゲーム」をしてみましょう。

一人の患者やスタッフに着目して、**「この人のいいところ、強みは何があるか？　できるだけ沢山見つけてみよう」**とゲーム感覚で眺めてみます。

そして、何か良いところや強みに気がついたら、その場で、承認の言葉を口に出してみるのです。その場で実際に見聞きしたこと、感じたことを口にするので、お世辞っぽくなりにくいですし、事実を口にするだけですから言いやすいですよ。このとき、先に述べたIメッセージ（81ページ）を使うと、相手にとっても受け取りやすいメッセージになります。

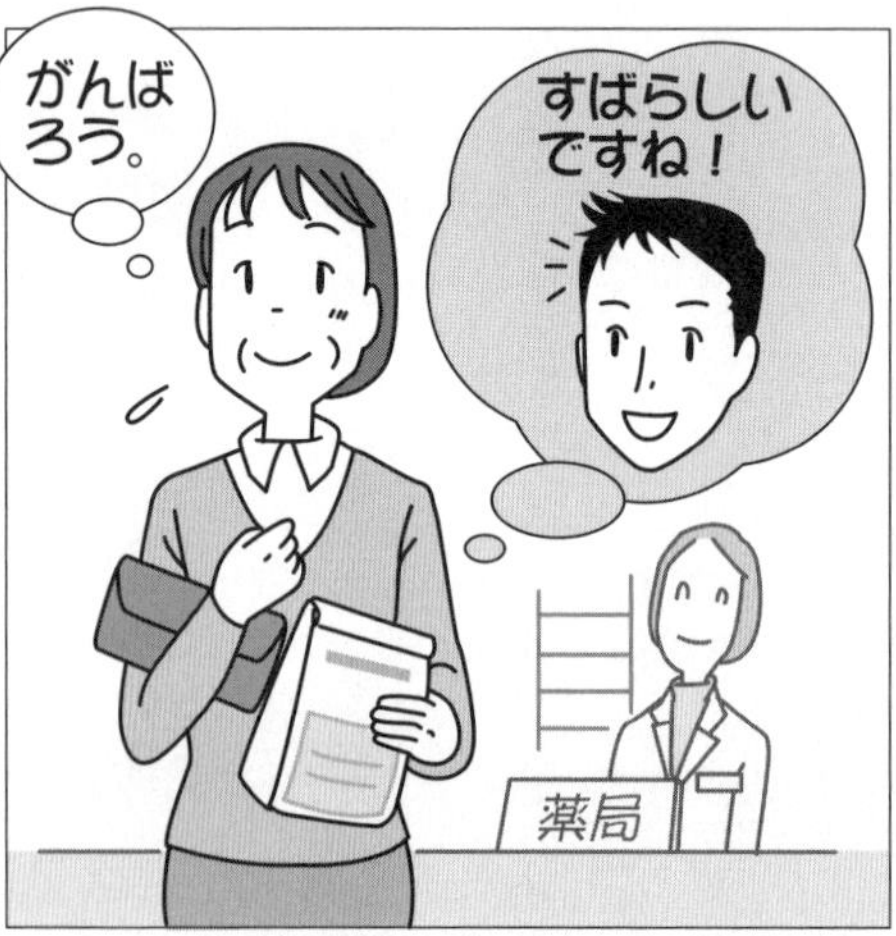

照れずに「承認」を口に出してみよう

しばらく意識してこの「承認ゲーム」を心がけると、自然と承認のしどころがつかめてきます。このゲームは職場だけでなく、家族や友人に対してもぜひやってみてください。承認の練習になるばかりではなく、その人との関係がさらに良くなること請け合いです。

○リハビリにきた患者へ

「いつも欠かさずリハビリに来られていますね。私も主治医としてとても嬉しいです」

「今日のセーターとっても素敵ですね。お似合いですよ」

○同じ病棟のスタッフへ

「△△さんへの今の説明、とても分かりやすかった。助かったよ」

「あなたのカルテ、とても読みやすくてわかりやすいなあ。私も見習おうっと」

○友人へ

「この前のメール、とても暖かい内容で勇気づけられたよ。ありがとう」

「いつもながらセンスのいい服だね。今度選び方教えてよ」

◎外来にて　脳梗塞で片麻痺になった患者Aが、定期受診している。

《承認を意識しない会話》

患者　「先生、麻痺した手足は、少しは回復してますか？　頑張って、毎日リハビリに通ってるんですが」

医師　「ええ、確かに関節の硬さはましになっているようです。でもAさん、何回も申し上げていると思いますが、脳梗塞で一度麻痺してしまうと、基本的には動くようにはならないんですよ」

患者　「でも、万が一でも可能性があればと思って…。リハビリをいくら頑張っても奇跡は起こらないでしょうかね？？」

医師　「残念ながら、奇跡はちょっと…。でもリハビリすることで、他の筋肉が鍛えられます。そのことで、動かなくなった手足の運動機能を補うという効果があるんですよ。だから、今までどおり、頑張ってくださいね」

患者　（意気消沈した様子で）「はい…」

※リハビリに望みを託しすぎている患者に対し、医師は現実的な説明を行っています。悪い対応ではないですが、結果として、患者のリハビリへの意欲を減退させてしまったようです。

《承認を意識した会話》

患者　「先生、麻痺した手足は、少しは回復してますか？　頑張って、毎日リハビリに通ってるんですが」

医師　「そうですか。毎日リハビリに通っておられるんですね。それは素晴らしいですね！」 承認

患者　（嬉しそうに）「ええ、すごく頑張ってます。少しでも麻痺が治る可能性があればと思って…。奇跡は起こらないでしょうかね？」

医師　「僕も主治医として、とても嬉しいです」 Iメッセージ

医師　「そうですね。Aさんの頑張りをみて神様が奇跡を起こしてくれることを、僕も祈ってますよ。残念ながら、今の医学では確実なお約束はできないのですが、リハビリすることで、他の筋肉が鍛えられます。そのことで、動かなくなった手足の運動機能を補うので、もっともっと動きやすくなるはずです。だから、これからも是非、頑張ってくださいね。僕も応援してますから」

患者　「そうですね、奇跡を起こすくらいのつもりで、頑張りますよ」

※患者の頑張りに対し、まずは、大きな承認を与えています。自分が頑張っていることを、主治医に認めてもらうことで、患者は大きな満足感を得ています。そのため、会話もネガティブな雰囲気にならず、正しい情報もスムーズに伝えられています。

◇応用編・こんなときどうする？『患者がなかなか言うことをきいてくれない』

食事療法や運動療法を守れない、予約時間にいつも遅れてくる、病棟のルールを守ってくれない…など、医療者の言うことを聞いてくれない困った患者にしばしば遭遇します。そんなとき、私たちはどうしたらいいのでしょう？

もちろんそのままにしておく訳にはいかないため、何らかの方法で強く「要望」や「お願い」を申し入れなければいけません。ただ、そういった申し入れは相手の機嫌を損ねるかも知れず、時間も神経も使うことを考えると、非常にストレスを感じてしまうものです。

そこで、そのストレスを少しでも軽減するために、次の「**申し入れのコツ**」を参考にしてください。

要望やお願いの申し入れのコツ

①申し入れを伝える場所や時間帯を選ぶ。

相手が精神的に余裕のある時間帯や、負担にならない場所を選びます。基本的にまわりに他の患者やナースがいないほうがベストです。相手のスケジュールも確認し、空腹時や次に大きな検査が控えているときなどは避けましょう。また、自分自身も比較的時間に余裕のあるときに行いましょう。話し合いが予定外に長引いた場合、次の予定が迫っていると感情的になりやすくなります。

②まず、相手に受け止める準備をしてもらう。

感情的にならずに、穏やかな表情を意識しながら、「要望である」「強いお願いである」ことを、枕詞（85ページ）を使って伝えましょう。

例　「今日は△△さんに折り入って大切なお願いがあります。お話ししてもよろしいでしょうか？」

③できるだけ具体的に、わかりやすい言葉で要望する。

例えば食事療法を守らない患者に対し、「もっと食事療法を頑張って欲しい」というよりも、「間食をやめて、食事も毎食○○カロリー以下に抑えてください」と具体的に要望します。漠然とした要望だと、相手とこちらのイメージにギャップが生じ、適切に伝わりません。

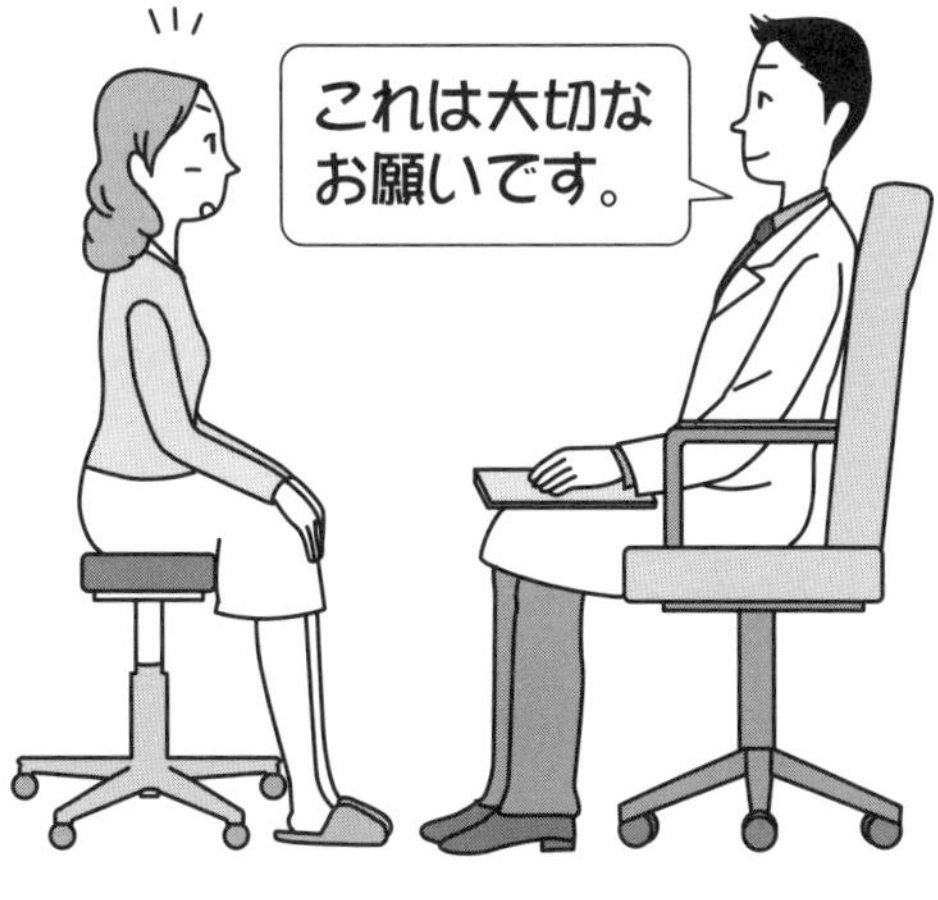

申し入れのコツ

④要望する理由も具体的にわかりやすく伝える。

「なぜこのようなことをお願いするかというと、○○だからです」などと、冷静な態度で理由を伝えます。相手を責めている、怒っている雰囲気はできるだけ出さないようにしましょう。

例　「なぜ食事療法を強くお願いするかというと、このまま肥満が進めば、眼の状態もさらに悪化するからです」

⑤相手がこちらの要望を受け入れることに抵抗を示した場合、その理由をゼロポジション（61ページ）を意識しながら聴いてみます。理由や原因が明らかになれば、それを解消する方法を話し合います。

例　「△△さんが間食を止められない理由を教えていただけませんか？」

⑥相手が要望にOKした場合、要望した行動の結果を報告したり確認する場を設定すると、さらに実行率があがります。

例　「次回の外来では、△△さんが頑張った成果を血液検査で確かめてみましょう。頑張ってくださいね」

◎スキルを活用した会話例

医師　「Aさん、大切なお願いがあるのですが、少しお時間よろしいでしょうか？」　枕詞

患者　「はい、何でしょう？」

医師　「最近、Aさんの血糖値が毎回悪化しているのですが、食事制限をきちんとされていないのではないでしょうか？」

患者　「いやあ、実はそうなんです。仕事が忙しくて接待も増えてね。ついめんどうくさくなって」

医師　「これは私からの強い要望なのですが、もう一度食事制限を頑張っていただきたいのです。初めやっていたように、一日1600カロリーに抑えてもらえませんか？　血糖のコントロールがこれ以上悪くなると、インスリンの自己注射が必要になってきます。それを避けるためにも、これ

患者　は必ず守っていただきたいのです」　要望は具体的に、理由も伝える

患者　「ふ～ん、そんなに大変なことになるのか。でも接待を減らすわけにはいかないし・・・それに自分だけ食べないと相手に失礼でしょ？」

医師　「なるほど。接待が多くなると、食事制限が難しいのですね。どういう点で難しいのか、もう少し詳しく教えていただけませんか？」　ゼロポジションで理由を聴く

患者　「だってカロリーがわからないんですよ。たくさん料理も酒も出てくるし、いちいち計算してられないし」

医師　「なるほど、外食の時のカロリーの計算が難しいのですね」

患者　「はい」

医師　「どうでしょう？　栄養士に特別に外食での食事制限のコツをきいてみませんか？　きっといいアイデアを教えてくれますよ」

患者　「ええ。相手にも失礼にならなくて、簡単な方法があるんだったら、頑張れると思います」

医師　「やる気になっていただけて、私もうれしいです」　Iメッセージ

※必ず実行して欲しい要望を枕詞を活用して冷静に伝え、かつ患者が納得するような説明もわかりやすく伝えています。また患者の理由も聞き出して、解決策も提案しています。

◇応用編・こんなときどうする？『患者が話をやめてくれない』

回診の時間が迫っているのに患者が世間話をやめてくれない、次の患者の予約時間が来ているのに延々と訴えが続いている…そんな困ったシチュエーションに巻き込まれることがあります。そんなときあなたはどうしますか？

私が若い時に勤めていた病院の上司は、「赤ひげ先生」を自負する人情派でした。「患者さんの話を丁寧に聴く」ことをポリシーとしていて、そのような状態になると決まって時間オーバー。外来の予約時間は大幅に遅れ、看護師は昼食時間もとれなくなる…というのが常でした。

これではその一人の患者にとっては満足度の高い対応となりますが、他の患者にとっては大迷惑。チーム医療を行う上でも、他のスタッフの大きな負担となってしまいます。やはりプロの医療者たるもの、**すべての患者とフェアに接する態度と、他のスタッフの業務予定を乱さないようにする心がけは必須です。**

「患者が話をやめてくれない」という困ったシチュエーションに巻き込まれた際には、他の人の予定に影響を与えないために、上手に相手の話をストップさせるスキルが必要です。

そんなとき、ぜひ意識していただきたいのが、「**一時停止**」というスキルです。相手の話をストップさせたいときには、次のような手順で一時停止してみましょう。

①**相手の話のなかで、ひとつの文章が終わった瞬間を見逃さずにストップをかける。**
言葉が続いている途中を切ると不快感が強いため、言葉が途切れるタイミングを狙う。

②**話を中断することを詫びる枕詞を入れて、できるだけ穏やかに伝える。**
例「お話の途中申し訳ありませんが、よろしいですか？　実は次の方の予約時間が迫っていますので、一旦終了させていただけますか？」
「お話の途中ですが、ちょっといいですか？　続きを聞きたいのですが、次の検査の予定があるため、今はこれ以上時間がとれません」

③**「今は時間がないが、あとで話の続きを聞くことができる」という気持ちを伝えておくと、さらに心象がよくなる。**
例「ごめんなさい、そろそろ会議の時間なので、もう行かなくてはなりません。もしよろしければ、そのあと3時から、お話の続きを聴くことができますが…」
「明日は外来がありませんので、午後1時に来ていただければ、面談の時間をとれますが…」

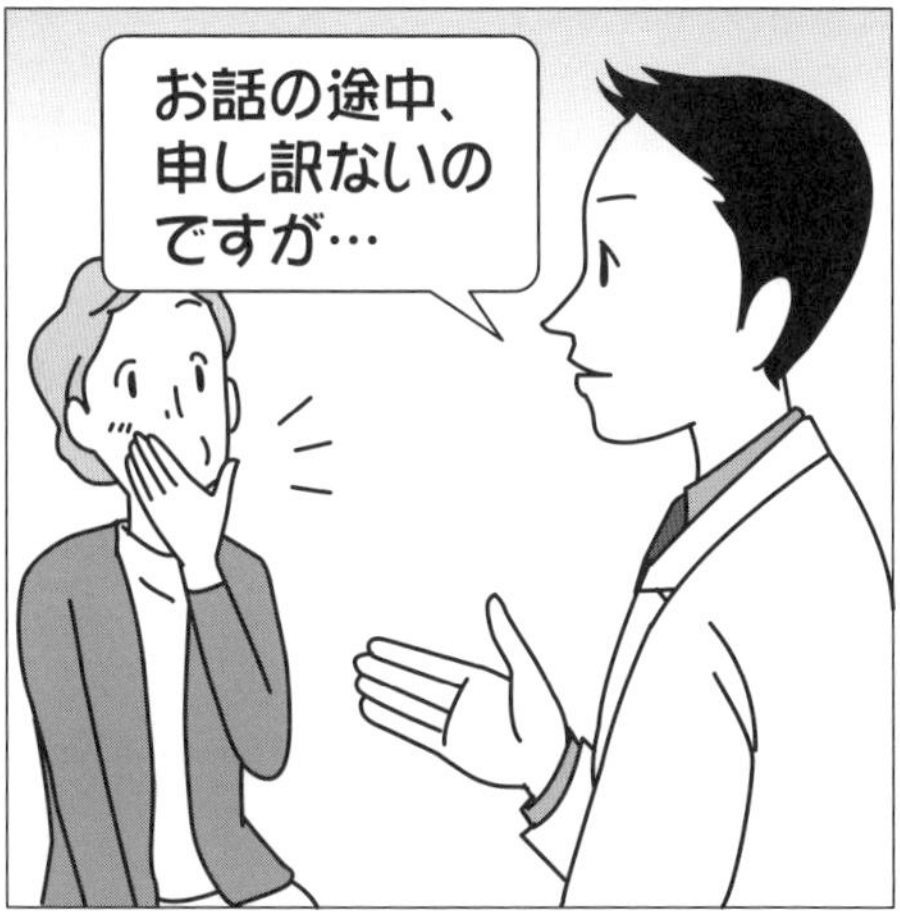

一時停止

◎スキルの応用例　神経症気味の患者が愚痴っぽく話し続けている。

患者　「それでね、夫が自分勝手なことを言ってくるんで、私もイライラしてつい食べ過ぎちゃうんですよ。そしたら自己嫌悪になって、また余計にイライラしてしまって。それに近所づきあいもストレスなんですよねえ・・・」

医師　「すいません、お話の途中ですがよろしいでしょうか？ 一時停止 Aさんのお話をもう少しお聞きできればいいのですが、次の方の予約時間が迫っています。今日はこの辺で一度終了させていただけますか？　もし今日中にお話したいことがあるようでしたら、外来が終わったあと午後4時ごろから、改めてお時間をとることができますが・・・」

患者　「あら、もうこんな時間なのね。今日どうしてもお話ししなくちゃいけない内容じゃないから、また今度にします」

医師　「わかりました。それではお大事に」

※一時停止のスキルを使って、上手に会話をストップさせています。再面談の提案もしているため、患者の心象もよく会話を切り上げることができました。

◇応用編・こんなときどうする？『患者が怒ってクレームを言ってきた』

「モンスター患者」なる言葉が流行っている現在、医師に対してもクレームを申し立てたり、怒り出す患者が増えています。私自身もそういった患者に遭遇し、冷や汗をかいた経験は1度や2度ではありません。不意に患者が怒ってクレームを言いにきたら、どんな医師でも驚きますし、ショックを受けます。そのため、思わず冷静さを失って狼狽したり、患者の怒りにあおられてこちらも怒ってしまったりと、さらに事態を悪化させてしまうケースがしばしばみられます。

ここでは、クレームを言われたり、患者が怒り出したりしたときの対処法のヒントを紹介しましょう。

①すぐに全面的に謝罪しない。だがまずは、相手を不快にさせたことに対して部分的に謝罪の意を示してから、事情を詳しく聴く。

医療過誤などの問題に発生する可能性があるため、詳しい前後関係や事情が不明な段階では、安易に謝罪しないというのは、しばしば指摘されていること。確かにその通りだが、「相手を不快な気分にさせたこと」に対して部分的に謝罪の意を示すことは、相手を軟化させるきっかけになる。

例「ご不快な気持ちにさせてしまったことは、申し訳なく思います。お怒りになっている理由を詳しくお聞かせ願えませんか？」

②落ち着いて話せる場所に誘導し、相手の怒りをゼロポジションで吐き出させる。

クレームを言ってきたり、怒っている人は、自分の話を聴いてもらいたいと強く思っている。そのため、まずは相手の話をゼロポジション（61ページ）の態度で徹底的に聴こう。なるべく他の患者に影響が及ばないような場所（詰所の奥や面談室など）に誘導し、相手の話をじっくり聴く。話が長い場合や、込み入っている場合は、必ずメモを取りながら聴く。

話の途中で反論したくなっても、ぐっと我慢しながら、相手の怒っている気持ちを最後まで吐き出させる。話の途中でこちらが反論してしまうと、相手は話の腰を折られた格好になり、かえって怒りを誘発する。話の腰を折られずに十分に気持ちを吐き出すことで、不満が解消されたり、自然に問題点が整理されたりして冷静になることも多い。

③相手の話を一通り聞き終わったら、質問する。

一通り気持ちを吐き出した後は、ある程度興奮が低下する場合が多い。相手がある程度落ち着いたら、こちらが知りたいことや不審に思う点を質問し、事実の確認や状況の把握を進めていく。質問は、次のポイントを明らかにするために行う。

○何に対するクレームかをはっきりさせる。

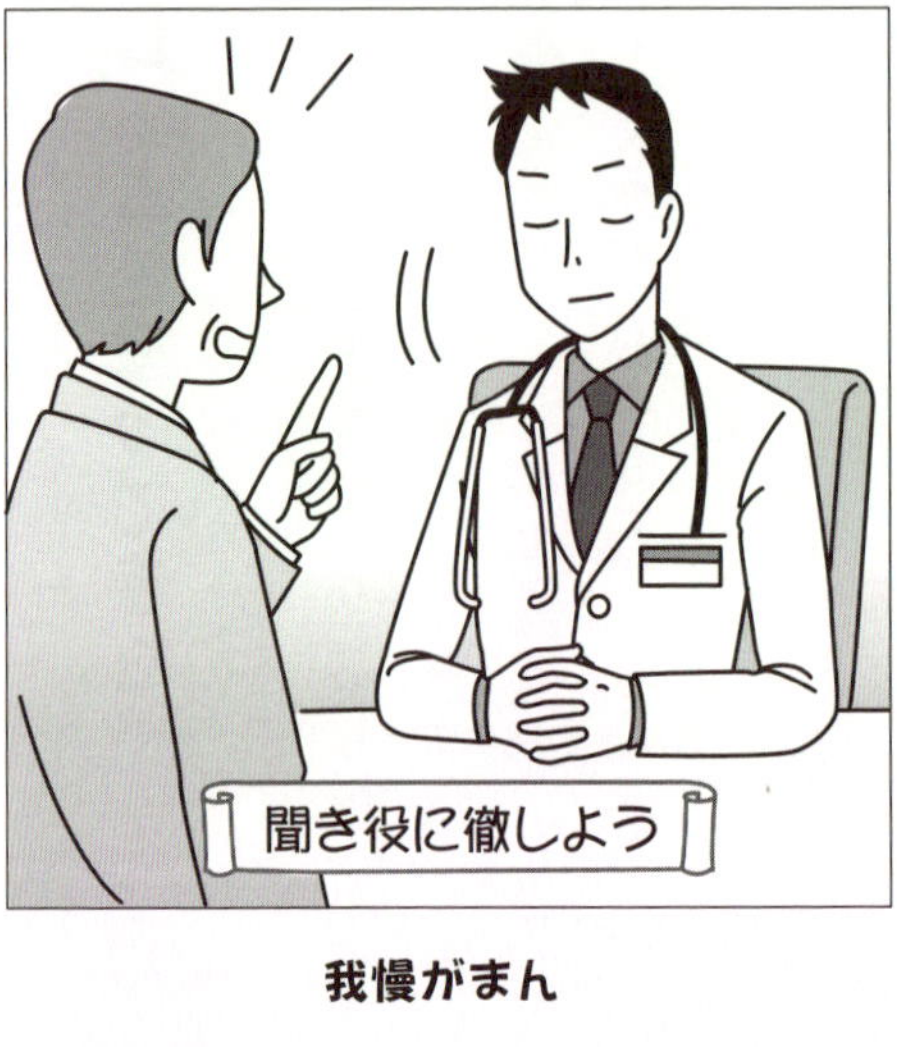

我慢がまん

○どのようなことについて、なぜ怒りや不満を感じているのかを具体的に把握する。
○どのようにして欲しいと思っているのかを明らかにする。

質問の内容が、すでに相手が話した事柄の繰り返しになることもあるので、その場合は、**きちんと聞いていたことが相手に分かるように**質問するとよい。

例「先程お話しされていた○○についてですが、もう少し詳しくお聞かせ願えますか？」
「先程○○を改善して欲しいとおっしゃいましたが、もう少し詳しくご希望を教えてもらえますか？」

④事実と異なる場合、誤解がある場合は、丁寧に説明する。

相手が誤解していたり、事実と異なる場合は、丁寧な態度を崩さないようにしながら、枕詞などを活用しつつ説明していく。

例「お話しのなかの○○についてですが、私が認識していることと異なっているところがあるので、ご説明させてください」

⑤手に負えない場合は、一人で対応しようとせず、指導医やクレーム担当のスタッフに同席を頼む。

相手のクレームを具体的に聴き終わったら、自分で対応できるかどうかを判断する。もし自分だけでは無理だと思ったり、あとあと大きな問題に発展する可能性を感じたら、躊躇せず指導医やクレーム担当のスタッフに同席を頼もう。

例「お怒りになっている内容は理解できました。大変申し訳ないのですが、この件については私一人の考えではお答えできかねますので、至急、上司の医師に連絡を取りたいと思います。5分ばかりお待ちいただけますか？」

⑥患者からのクレームやトラブルはその日のうちにカルテに詳細に記載する。

患者との間で起こったクレームやトラブルは、事の大小にかかわらず、できるだけ詳細にカルテに記載しておく。医療訴訟が増加している昨今、ささいな事件でもあとあと大きな問題に発展する可能性が否めない。


「誰と誰が同席していて、どのような状況であったか」

「相手はどのような事をどのような態度で語ったか」

「こちらはそれに対して何と答えたか」など、その日のうちに詳しくカルテに記載しておこう。

◎主治医にクレームを言いに来た入院患者。病棟でも有名な神経質な多訴タイプである。

《スキルを意識しない会話例》

患者　（固く厳しい表情で）「ちょっと言いたいことがあるのですが、いいでしょうか？」
主治医　「はい、何でしょう？」
患者　「私、もうこんなところ嫌だから転院させてください。できるだけ早くに」
主治医　（驚いて）「えっ？　どうしてですか？」

患者　「だって看護師の態度がすごく悪いの！　私だけ差別しているし！」
主治医　（少々呆れた表情で）「えっ？　本当ですか？　信じられないなあ。当院の看護師にはAさんだけ差別するような者はいないと思いますが。とにかく事情を確認してみますので、ちょっとお待ちください」
患者　「私の言うことが信じられないっていうのね。こんなに嫌な思いをさせられているのに・・・。もういいわ、病院長に訴えてやる！」
主治医　（困った顔で）「はあ・・・」
※苦情を言いにきた患者に対して、医師は、「信じられない、驚いた」というリアクションを示すのみで、患者の気持を受け止めていません。そのため、さらに憤りをプラスしてしまいました。

《スキルを意識した会話例》
患者　（固く厳しい表情で）「ちょっと言いたいことがあるのですが、いいでしょうか？」
主治医　「はい、何でしょう？」
患者　「私、もうこんなところ嫌だから転院させてください。できるだけ早くに」
主治医　（真剣な表情で）「転院なさりたいとおっしゃるのですね（おうむ返し）よかったら詳しい理由を聞かせてください」

患者　「あのね、看護師の態度がすごく悪くて、私だけ差別されているのよ」
主治医（真剣な表情を崩さず）「看護師に差別されていると感じられているのですね（おうむ返し）も
う少し詳しく状況を教えてもらえませんか？（具体的な状況をゼロポジションで聴く）」
患者　「ナースコールを鳴らしてもすぐに来てくれないし、『様子をみてください』ってばかり言われ
て。隣の患者さんには、すぐに飛んでくるくせに。夜眠れないって言っても、対応してくれない
しね。また私がうるさいことを言ってるって顔されるのよ」
主治医「なるほど、そのようなことでご不快に思っておられるのですね。よくわかりました。まずは看
護師長に事情を相談してみます。指導医とも対策を考えてみますので、転院の件はしばらくお待
ちいただけますか？」
患者　「そう…できるだけ早く検討してくださいね」
主治医（大きくうなずき）「はい、わかりました」

※クレームを言いに来た患者に対し、おうむ返しとうなずきや相づちを繰り返すことで、しっ
かり言葉を受け止めています。そのため患者は思いを十分に聴いてもらったという満足感を
得て、態度が軟化しています。

◇応用編・こんなときどうする？『患者がなかなか説明を理解してくれない』

知的能力、認知能力に何の問題もないと思われる人が、なかなかこちらの話を理解してくれない場合があります。私の経験では、患者に自宅で実践して欲しい療法を説明したり、自宅療養となる患者の家族に医療器具の使用法を説明したとき、そのときは理解していたようでも、あとで実は全くわかっていないことが判明して驚いたことがあります。

そのような状況に陥らないために、一つのヒントとして活用して欲しい知識をお伝えしたいと思います。

心理療法の「神経言語プログラミング」という理論では、人が情報処理をするシステムとして、視覚（VISUAL）、聴覚（AUDITORY）、体感覚（KINESTHETIC）の3つがあると考えられています。そして、人それぞれで、情報処理の際にメインで使うシステムが異なるとされています。情報処理というと難しく聞こえるかもしれませんが、要はものごとを自分の頭に取り入れて、整理して理解し、表現するシステムのことです。

神経言語プログラミングでは、視覚（V）優位で情報を処理する人、聴覚（A）優位で情報を処理する人、触れたり感じたりという体感覚（K）優位で情報を処理する人がいるとされています。

この3つのタイプを簡単にまとめてみると、次のような特徴があります。

V（視覚）タイプ

情報を画像やイメージに置き換えて処理することが多い人。ものごとを記憶したり、理解したり、表現するときに、頭の中で映像として捉えていく。例えていうならば、頭の中がビデオデッキもしくはカメラ的な人。

「話が見えてきた」「イメージが湧いてきた」「他の見方はありますか？」といった表現を好んで用いる。

A（聴覚）タイプ

情報を音や言葉として処理していく傾向が強い人。声の音や調子、内容などをそのままインプットする。自分が考えを表現するときも、ひとつひとつの音や言葉を思い浮かべながら行う。例えていうならば、頭の中がテープレコーダー的な人。

「話に聞き覚えがある」「良い考えのように聞こえる（思える）」「他の言い方はありますか？」といった表現を好む。

K（体感覚）タイプ

物事を、体の感覚で捉えていく人。そのときの感触、フィーリング、感情、体験によって記憶したり、表現しようとする。例えていうならば、頭ではなく、心や体の感覚で処理する肉体感覚派。

「その話がつかめない」「とてもいいように感じる」「なかなか味わい深い」といった表現を好んで用いる。

これらの3つのタイプのうちどれを優先的に使っているかは、人によって違うのです。日本人では、視覚派

Vタイプが最も多く50%を占め、その次が体感覚派Kタイプで30%、聴覚派Aタイプは20%ぐらいだとするデータもあります。

目の前の人が、Vタイプか、Aタイプか、Kタイプかといったことを見分けるには、神経言語プログラミングをある程度学び、トレーニングを受ける必要があります。

しかし、そこまでせずとも、人間にはこういった3タイプが存在するんだということを知っておくだけでも、日常のコミュニケーションが非常に楽になります。**「他人は自分と違った情報処理システムを利用している可能性がある」**ということを意識するだけで、ものごとを説明したり、伝達するときに行き違いを減らすことができるのです。

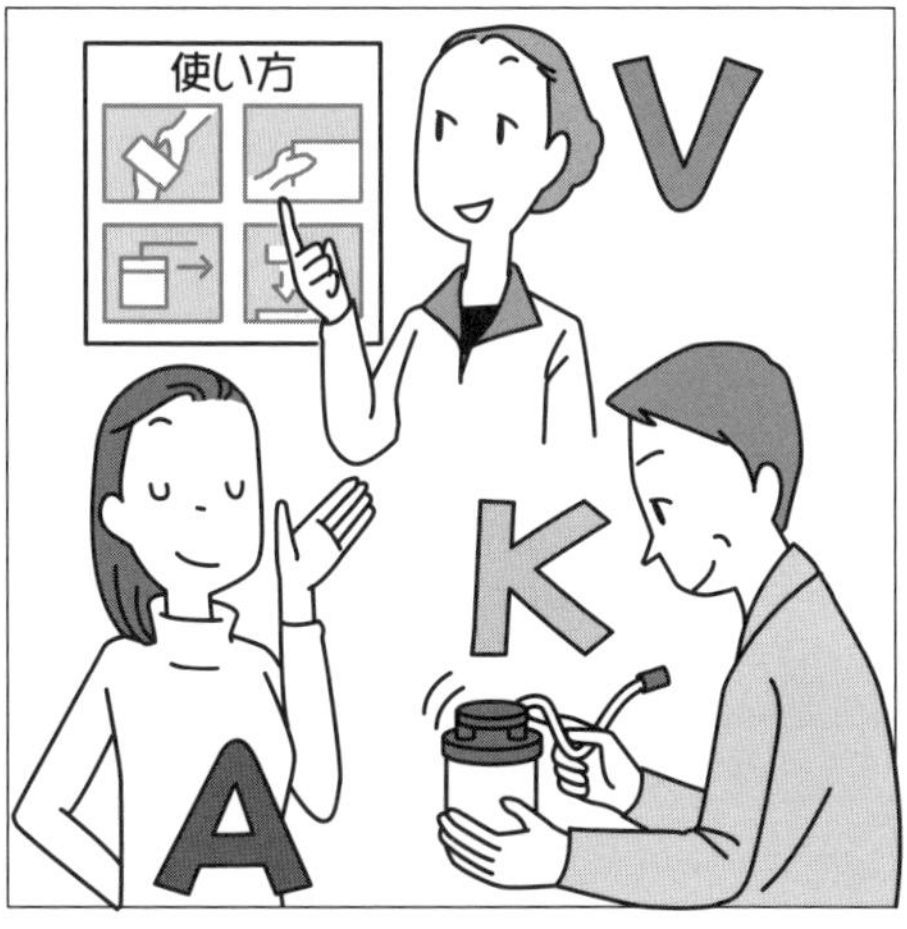

人それぞれ

例えば、ある機械の使い方について、誰かに説明する場面を考えてみましょう。神経言語プログラミングを修得している人以外は、目の前の人が何タイプであるかは、当然判断できかねます。だから、どのタイプであっても受け取りやすい説明を工夫すればよいのです。

例えばVタイプの人は、画像やイメージにすると情報を処理しやすいため、図やイラストを沢山用意する。Aタイプの人は、文字や言葉での情報処理を行うために、使い方を記した文章をつけ、さらに言葉でも説明をする。Ｋタイプの人は体を使うのが好きなため、実際に機械を動かして体験してもらう場面を設定する、といった具合です。

このように、あらかじめ３つのタイプを想定した準備をしておくことで、相手がどのタイプであっても、機械の使い方をより正確にわかりやすく伝えることが可能になります。ぜひ活用してみてください。

◎入院患者Ａの妻との会話
《タイプ分けを意識しない会話》
医師　「Ａさん、もうすぐ退院ですね。これから在宅医療となりますが、吸入器など、在宅で必要な用具の説明は、看護師から受けましたか？」
Ａの妻　「はい、一応は…。でも、よくまだわからなくて…」
医師　「大丈夫ですよ。それぞれの器械には、詳しい図解がついた説明書がついていますからね。はじめは、それを読みながら操作してみてください。すぐ慣れますよ」
Ａの妻　（不安げに）「はあ…」

※医師が在宅医療をスタートする患者の妻をはげましているが、どうも妻は不安な様子です。「詳しい図解のついた説明書」があるのに理解できないはずはない、と医師は思い込んでいます。

《タイプ分けを意識した会話》

医師　「Aさん、もうすぐ退院ですね。これから在宅医療となりますが、吸入器など、在宅で必要な用具の説明は、看護師から受けましたか？」

Aの妻　「はい、一応は…。でも、よくまだわからなくて…」

医師　「どんなところがよくわからないですか？」

Aの妻　「図入りの説明書をいただいて、それを読みながら目の前で操作してみせてくれたのですが、あれこれ言われたので、頭の中がこんがらがってしまって」

医師　「なるほど、そうだったんですね。もしよかったら、もう一度説明しますから、今度はひととおりご自分でやってみませんか？」

Aの妻　「ぜひ、お願いします。私、説明書を読むのが苦手なんです」

※この妻は、どうもKタイプのようです。説明書を読んだり、デモを見るだけでは今ひとつ理解できず、体で感じながら納得するタイプのようです。

第4章

スタッフとのコミュニケーションのコツ

～チーム医療の良きリーダーになるために～

◇研修医であってもリーダーとしてのふるまいを求められる

この章では、患者以外の人との医療コミュニケーションについて考えてみたいと思います。

研修医時代は、とかく看護師や上級医（指導医や教授、講師など）とのコミュニケーションに悩みがちです。年配のナースにきつい言葉を投げつけられたり、癖のある指導医と上手くいかずに凹んだり…。

もちろん患者とのコミュニケーションも難しい課題なのですが、実は研修医にとって、スタッフとのコミュニケーションはもっと複雑な問題を含んでいるのです。

その理由のひとつは、年齢が若かろうと経験が乏しかろうと、医師は医療現場ではリーダー役を務めねばならないことにあります。たとえ研修医といえども、医療現場では「先生」と呼ばれます。そして看護師、理学療法士、心理療法士、薬剤師などのスタッフに対して「指示」を出します。これらはすべて、リーダーとしての行為です。経験の乏しい若い研修医にとって、これはとても難しいことです。

普通の社会人は、就職するとほぼ全員が「平社員」からスタートします。自分で会社を興さない限り、リーダー役を任されるのは、入社後少なくとも数年たってからのこと。ある程度仕事も一人前にできるようになり、その業界を取り巻く状況も理解できるようになってから、初めてプロジェクトのリーダーを任され、部下に指示を出す立場になっていく…というのが一般社会の通例です。

ところが医師だけが違うのです。

私たちは医師になったそのときから、指導医が上についているとはいえ、患者の治療計画を中心となって立てねばなりませんし、その計画に基づいて他のスタッフに指示し、動いてもらわねばなりません。そのため**新米研修医でさえも、周囲からは当然のようにリーダーとしてのコミュニケーションやふるまいを期待され、求められます**。そこが、医師―スタッフ間のコミュニケーションを難しくしている大きな要因のひとつです。

また研修医は、基本的にチーム医療のリーダー役であっても、指導医や教授といった上級医の指導や指示を仰がねばなりません。研修医にとってこれらの人々は、いわば「上司」に相当します。未熟な研修医の頃は、自分が良かれと思ってしたことであっても、上司から否定されたり、怒られたり、変更を命じられることも日常茶飯時のはず。そのため研修医は、「見かけ上はリーダー」であっても実態はそうではなく、上司と現場のスタッフに挟まれた非常に複雑な立場でもあるのです。

そこで本章では、研修医が基本的に理解しておくべきリーダーとしてのコミュニケーションの基本と、上司部下関係を良好に保つ人間関係のコツについて触れていきたいと思います。

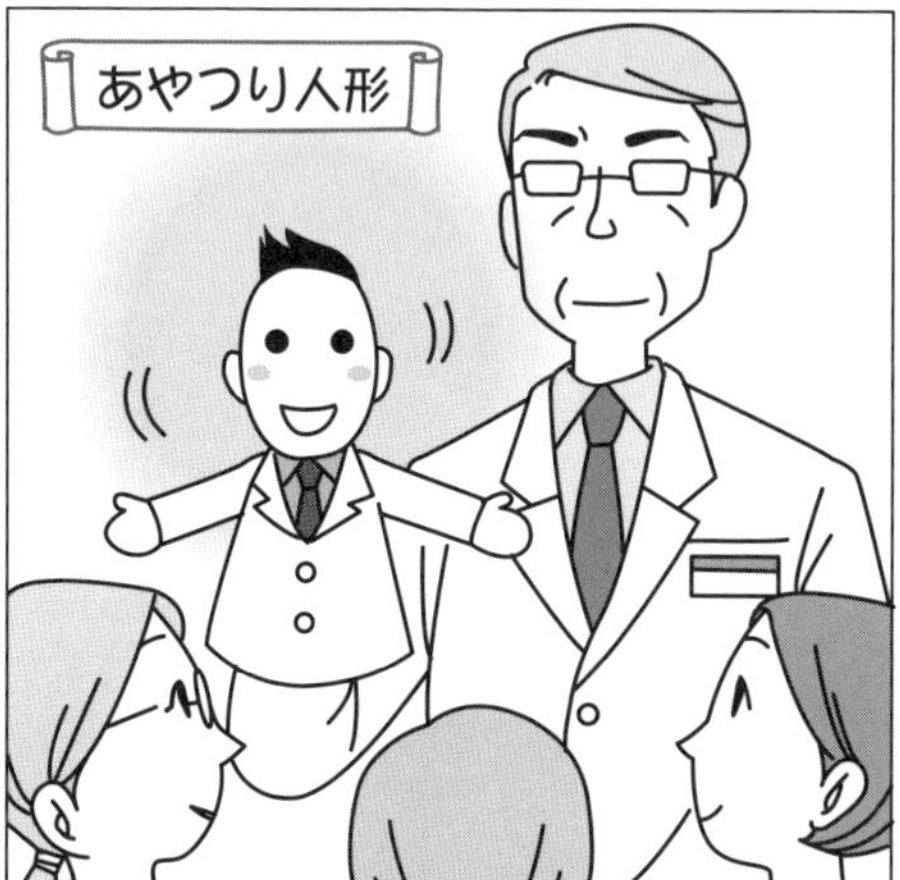

見かけ上のリーダー

◇リーダーは上司ではない。他職種を尊重する意識を持とう

医療現場は、医者、看護師、理学療法士、作業療法士、薬剤師、栄養士、放射線技師などといった専門家集団のチームで構成されています。医師はそれら専門家集団をたばねるリーダーとして、各集団に指示を出すという立場にいます。

例えば医師が治療方針を示さないと、看護師は看護計画を立てられませんし、医師が依頼書を出さない限り、理学療法士や作業療法士は患者に関わることすらできません。栄養指導、服薬指導についても同様です。

そのため各スタッフがどうしても医師に指示を仰ぎにくるというスタンスになりますし、医療現場の慣習からしても、医師は最も尊重され、丁寧な対応を受けることが多いでしょう。

しかしそれに甘えてはいけません！

特に若いころは錯覚しがちなのですが、リーダー＝上司ではないのです。

他の職種の人がいくら丁重に接してくれたとしても、決して尊大な態度をとったり、えらぶった物言いをしてはなりません。

ベテランのドクターになると、あたかも上司のごとく「○○しておいて」「○○持ってきて」などと敬語も

使わずに命令している人も少なくありませんが、**若い先生方は間違っても真似はしないでください。**

リーダーというのは上司ではなく、各職種をうまくつないでいくコーディネーター役だと考えましょう。治療効果を最大限に上げるために、おのおのの専門家の能力を上手く組み合わせて治療計画を立てていくのが、コーディネーターの一番の仕事です。

また大切なこととして、看護師、理学療法士、作業療法士、薬剤師など、各専門家集団と医師の関係は、上下関係ではありません。**あくまでも対等の関係であると心得てください。**それぞれの専門家に対して、尊敬の気持ちを持って丁寧に接するように心がけましょう。

特に研修医のうちは、自分より年上のスタッフも多いはずです。失礼にならないように、具体的には次のようなことに気を配ってコミュニケーションしていきましょう。

基本的に敬語を使って、丁寧に接する

たとえ年下のスタッフであっても、仕事では敬語を使うのが基本です。それぞれのスタッフに対して医療のプロフェッショナルであるという敬意を持ちましょう。

個人的に仲の良いスタッフであっても、患者や他のスタッフの前では敬語を使いましょう。あくまでも仕事中はプライベートではなく、オフィシャルな場であるという自覚が大切です。

どのスタッフに対してもフェアな態度で接する

職場に馴染むにしたがって、気の合う人とそうでない人がはっきりしてくるものです。スタッフの中にも、気心が知れて親しくなる人もできるでしょう。

しかし仕事中は、相手と親しかろうが、そうでなかろうが、できるだけフェアな態度を心がけてください。仲の良いスタッフには親しげな口調で気安い態度で話しかけるのに、あるスタッフには堅い態度で敬語を使って話す・・・という態度は、当然、後者の人にとっては面白くありませんよね。

医師がスムーズなリーダーシップをとっていくためには、すべての人とフェアに接するという態度が何よりも重要です。

挨拶、声かけは自分から

36ページでも触れましたが、既知のスタッフであっても、その日初めて会ったときのあなたの第一印象はとても大切です。「調子悪そう」「何か怒っているのかな?」などといったマイナスの印象を持たれてしまうと、その日にもたらされる情報や話題が確実に少なくなってしまいます。

「おはようございます」

「お疲れ様です」

「お世話になりました」

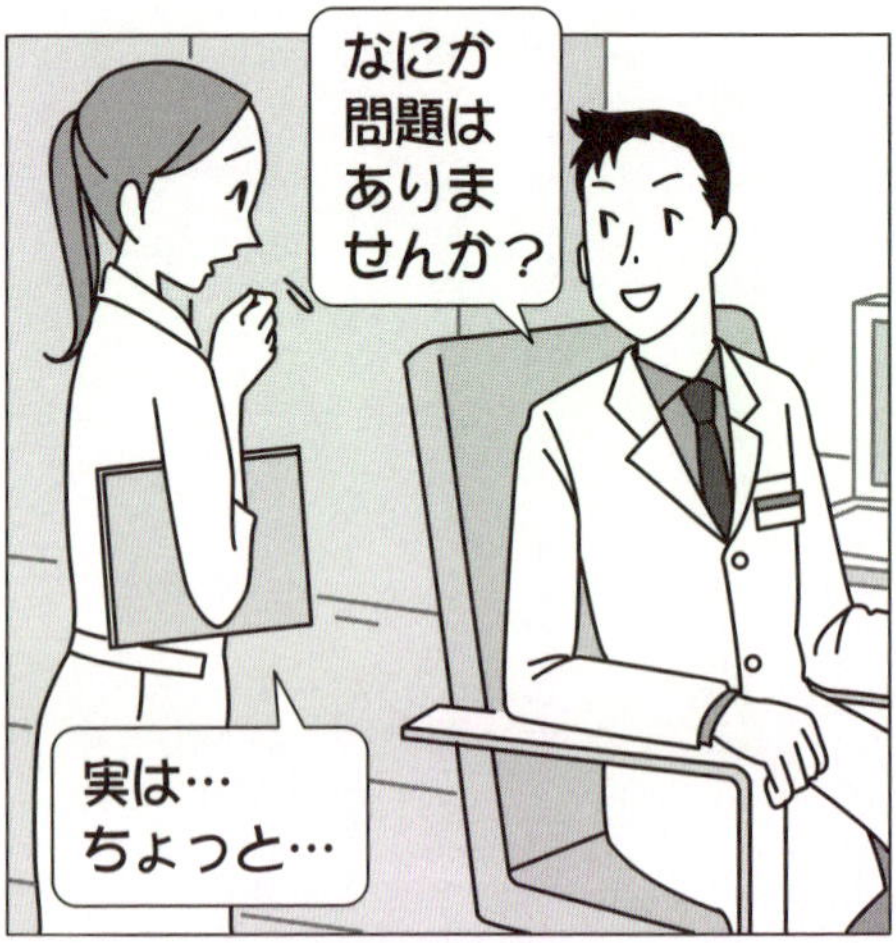

声かけは自分から

「ありがとうございます」

などの基本的な挨拶は、ぜひこちらからハキハキとした声で伝えてください。アイコンタクトをとって礼儀正しく挨拶するだけで、第一印象は格段にアップします。


またリーダーとして、**スタッフには機会あるごとに声がけする**ように心がけましょう。

「調子はどうですか?」

「特に問題ないでしょうか?」

「うまく進んでいますか?」

などと、意識的にこちらから声をかけていくと、スタッフとの意思の疎通も良くなり、リーダーシップを発揮しやすくなります。

何か依頼するときは、相手のスケジュールを確かめる

緊急を要するとき以外は、相手の仕事の流れを乱さないように心がけましょう。対面で用事を頼むときや、電話で依頼するときにも、

「今、お願いしてもよろしいですか?」

「ちょっとお話しても大丈夫ですか?」

などの枕詞で**相手の都合を気遣うことを忘れずに**。

それぞれに定められたルールをきちんと守る

昨今の医療現場は慢性的な人手不足。基本的にどの医療スタッフも、多忙なスケジュールの中で動いています。したがって、時間外や例外的な仕事を極力頼まないように心がけることが大切です。

特にトラブルが起こりやすいのが、ナースへの「**時間外指示**」です。ドクターはナースとの間で、指示簿を出す時間や処置にまわる時間を予め決められていることがほとんどです。そのルールは極力遵守するように頑張りましょう。

ナースは人手の多い日勤帯に、ドクターからの指示の大半をこなしておきたいと考えています。**ナースはドクターと違って、勤務体制も仕事の分担も、時間によってキッチリと決まっています。**そのため時間外指示や時間外回診などが頻発すると、ナースの仕事自体が回らなくなってしまうのです。

時間外指示を連発するドクターは、遅かれ早かれナースとの関係が悪くなってしまい、チーム医療がうまく機能しなくなることは必須です。

もしどうしても時間外や予定外の仕事を頼まなければならない場合は、その理由をきちんと説明して、丁寧にお願いしましょう。もし可能なら、前もって「時間外の仕事を頼まなけれ

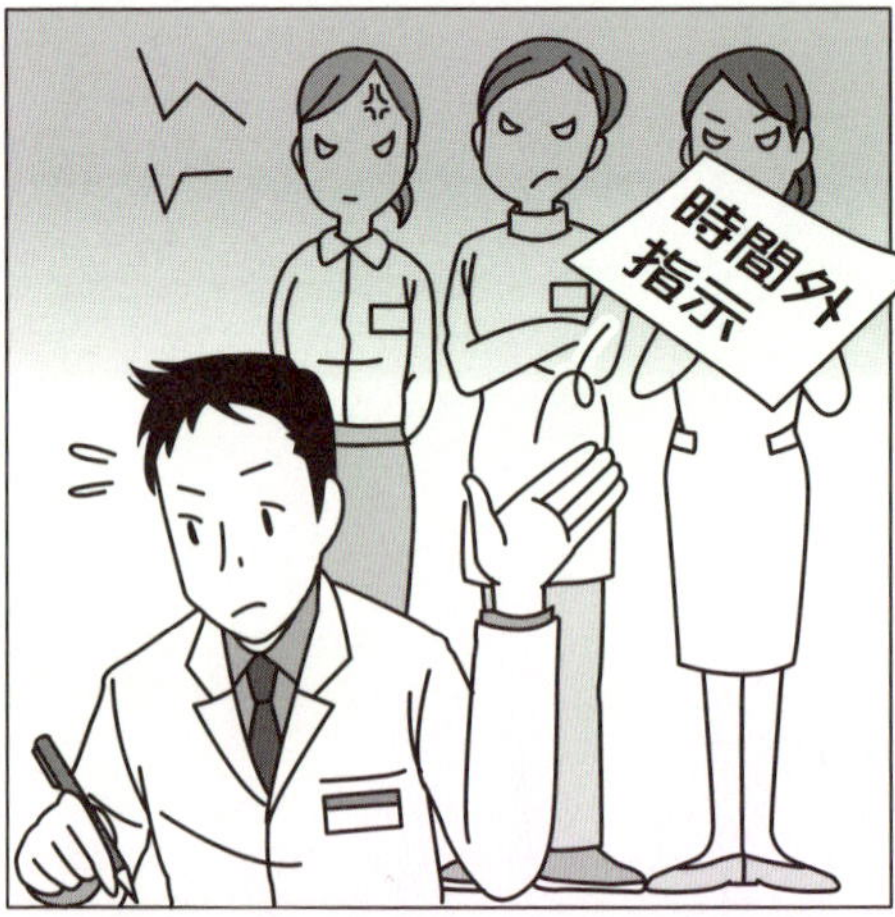

自分の首を絞めることになりますよ

ばならないかもしれない」旨の連絡を入れておくとベストです。そして当然のことながら、仕事が終ったあとには、心からお礼の気持ちを伝えることも必要です。

また、基本的に自分の仕事は自分でするという、当たり前の心がけも忘れないようにしましょう。しばしば見られる光景として、自分の学会発表のデータ整理など「私用」をナースや医局秘書に頼むドクターがいます。どんなに親しくなったとしても、公私混同しないようにしましょう。

他職種の内部秩序に関与しない

職場に馴染んでくると、ナースや理学療法士といった他職種の内部事情にも明るくなってきます。そして、個人的に親しくなるスタッフもできてくると、「うちの師長が○○で困るんです」とか、「指示受けのシステムが複雑なので、思うように仕事しにくくって…」。どう思います？」などと、愚痴を聞かされたり相談される機会も増えるでしょう。

しかし、研修医のうちは、基本的に他の医療職の内部秩序には関与しないというスタンスが大切です。それぞれの職種に関することは各部署の内部で処理していくというのが、職場の不文律です。親切心やおせっかいで、他のスタッフの仕事内容に干渉しないように心がけましょう。

たとえあなたが直接口をつっこまなくても、「△△先生もそれはおかしいと言っていた」などと、名前を使われる可能性があります。**他職種の内部秩序に関することは、たとえ内々の場であってもアドバイスや意見を言わない**ようにしたほうが無難です。

◇忙しくてもスタッフの話をきちんと聴こう

第3章で患者とのコミュニケーションについて詳しいスキルを紹介しましたが、スタッフとのコミュニケーションにおいても基本は同じです。

つまり「聴く」➡「質問する」➡「伝える」の3ステップで会話を考えていくことが基本となります。

医師に対しては、各医療職から報告や相談がひっきりなしにもたらされます。そのため、特に「聴く」というステップが大切になってきます。忙しいと、とかくこの「聴く」というステップをはしょりがちになりますが、**「人は聴いてもらえないと、聴いてくれない（受け入れてくれない）」**と肝に銘じておきましょう。

スタッフから何か話しかけられたときには、まずは相手の話がひととおり終わるまで、ゼロポジション、ページング、相づち、おうむ返しなどのスキルを実践しながら「聴き役」に徹しましょう。

次に医師がスタッフとの会話で心がけるべき「聴き役」のコツを列挙しましたので、参考にしてください。

相手ときちんと向き合って話を聴く

スタッフが話しかけてきたとき、カルテを書きながら、あるいはパソコンを打ちながらという「**ながら姿勢**」で話を聞いているドクターをしばしば見かけます。忙しいのはわかりますが、このような「ながらコミュニケーション」は意思の疎通を阻害し、結局は問題解決までの時間を浪費することになります。

53ページの「ペーシング」の項目でも触れましたが、視線を合わせずに会話することは、相手に不安感や不快感を抱かせる失礼な態度です。さらに相手と向き合わず「～しながら」という態度では、「私の話を真剣に聴こうとしていない」と相手は憤りさえ感じています。

スタッフが話しかけてきたときは、作業の手をとめて、きちんと体ごと向き合いましょう。話が長引きそうなときは、椅子を勧めるなどして、視線の高さもペーシングしてください。

話の内容を3つに分類しながら聴く

スタッフが仕事上でドクターに話しかけてくる内容は、大きく分けて次の3つに分類できます。相手の話を、この3つのカテゴリーに整理しながら聴くと対応しやすくなります。

①**事実…「～が起こった」「～の状態である」「～した」**
例えば「患者さんからクレームを言われた」「薬が○日で切れる」「指示された仕事を完了した」などがここに入ります。

②**感情…「～で困った」「～が大変だ」「～に腹が立つ」**
例えば「クレームに腹が立った」「指示が遅くて大変である」などがここに入ります。

③**意見…「～して欲しい」「～はやめたい」「～に変更してはどうか?」**
例えば「患者さんにキチンと説明して欲しい」「処置に回る時間を午前中に変更できないか?」などがここに入ります。

３つのカテゴリーの中で一番に対応すべきは、「**感情**」です。まず相手の感情を受け止めて、共感してあげないことには、相手はこちらの話を冷静に受け止めることができません。特に「腹が立った」「大変だった」「つらかった」などのネガティブな感情には、真摯に対応してください。「なるほど、腹が立ったのですね」「大変だったのですね」などと、**おうむ返し**や**ペーシング**のスキルを使って、共感を示しましょう。

相手の感情がある程度落ち着いてきたら、次に「**事実**」のカテゴリーに注目します。そして不明な点があれば、質問して前後関係や詳細を明らかにしていきましょう。「クレームを言われたということですが、その患者さんは最初から怒っていたのですか？」などと、不明瞭なところをクリアにしていきましょう。

これらの処理が終ったら、最後に「**意見**」に取り組みます。たとえ相手の意見を１００％受け入れることができなくても、頭ごなしに否定せずに、とりあえず意見として受け取ります。そして、自分が対応できる範囲内ですり合わせて、双方に満足のいく着地点を話し合っていくことが大切です。

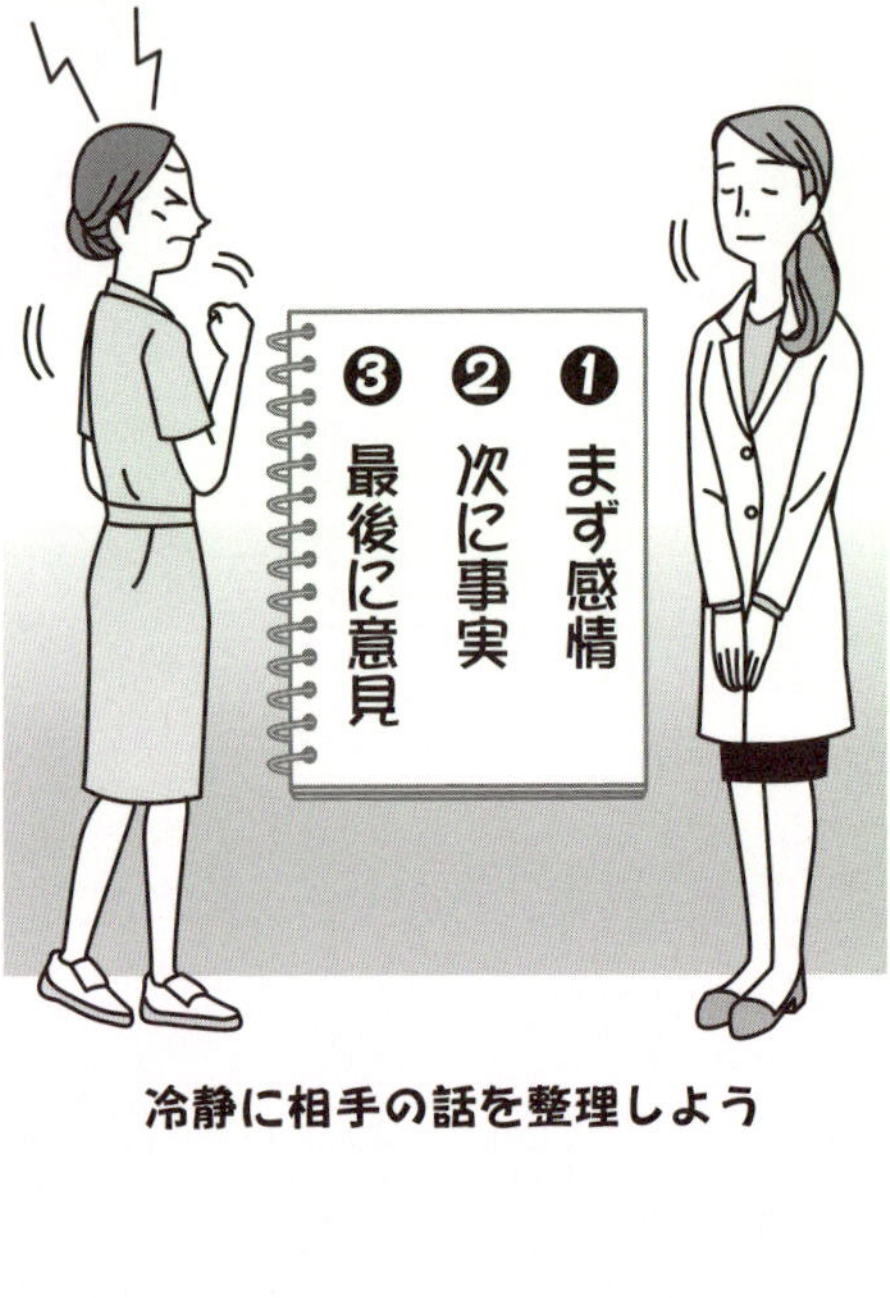

冷静に相手の話を整理しよう

話が複雑なとき、感情的なときは、ときどき話を要約して確認する

右のように3つのカテゴリーに分類しながら話を聴き出しても、相手の話が複雑で長かったり、感情的になるあまり前後の脈絡が混乱してしまったりすることがあります。そんなとき、聴いていて良くわからないな、理解しにくいなと思ったら、相手の話が最後まで終っていなくても、**一時停止**のスキルを使って内容を確認してみましょう。例えば、

「ちょっといいですか？　つまり今の状態は、あなたが～をしたあと、～になって、患者さんは～について怒っているということなのですね。それで間違いないですか？」

という感じで、相手の話を要約して確認の質問をしてみます。そうすれば複雑で長い話であっても、正しく理解することができますし、相手も次第に冷静に話ができるようになってきます。

◎研修医が詰め所のデスクでカルテを書いていると、ナースが興奮ぎみに相談を持ちかけてきた

ナース　「先生‼　ちょっといいですか？　先生の受け持ちのAさんなんですけど、今日すごいクレームを訴えられて困ったんですよ。何とかしてください‼」

研修医　（カルテから顔をあげて、真剣な顔でナースと向き合い）「Aさんからクレームを言われて困ったのですね？　どのような状況だったのか説明してください。よかったらここへ座って」

ナース　「先生の指示どおり臨時の点滴をつなぎにいったのですが、『今日の点滴は終ったはずじゃないか。聞いていない』ってすごい剣幕で怒り出されて…。臨時の点滴だって説明したのですが、なかなか分かってもらえなくて、30分ぐらい文句を言われたんですよ。ほんと困りました。Aさ

んはもともと神経質で扱いが難しい人なんですよ。事前にきちんと説明しておくとか、気を使っていただけないでしょうか」

研修医「なるほど、Aさんが30分もクレームを言い続けて、あなたを困らせてしまったのですね。それは大変でしたね。僕の指示のせいで大変な思いをさせて、本当に申し訳ありませんでした」

「感情」のカテゴリーにまず対処

ナース「ええ、本当に大変だったんですよ」

研修医「ひとつ確認させていただきたいのですが、Aさんは『今日の点滴は終ったはずだ、聞いていない』と怒ったのですね」

次に「事実」のカテゴリーに対処

ナース「ええ、そうなんです」

研修医「実は僕は、昨日の回診のときに、あす臨時の点滴をするということをAさんに伝えているんですよ」

ナース「えっ？　そうだったんですか？　でもAさん覚えてなかったですよ。物忘れがひどいのかもしれないですね」

研修医「確かに80歳のご高齢だし、大いに考えられますね。僕もうかつでした」

ナース「これからは臨時の点滴や処置があるときには、その日の午前中に、先生から説明しておいていただけませんか？」

研修医「そうですね、それができればベストなのですが、今日のように朝から外来がある日は、午前中に病棟を回診するのが難しいのです。どうでしょう？　これからは臨時の点滴があるときには、前日に説明に行ったときに、カードを用意していってベッドサイドに吊るしておくっていうのは?」

相手の「意見」に対してこちらの状況を伝え、着地点を探る

ナース「なるほど、それがいいですね。私、早速つくってあげますよ」

研修医「え? いいんですか? それは助かります。ありがとうございます」

※当初興奮ぎみだったナースの訴えを、「聴く」ことを意識しながら、3つのカテゴリーに分けて上手に誘導しています。

◇自分の意見や指示を、的確に簡潔にわかりやすく伝える

チーム医療を行う上では、相手の話をしっかり聴いて理解することと同じくらいに、自分の意見や指示を的確にわかりやすく伝えるということも大切です。

特にドクターの発する言葉は、チーム医療のリーダーとしての影響力と重みがあります。伝える相手がどのスタッフであっても、きちんと理解できるように配慮して伝える必要があります。

また多忙な医療現場は、常に時間との戦いです。だらだらと話すのではなく、スタッフの時間を無駄にしないように、できるだけ簡潔にまとめて伝える必要があります。

ここでは、相手の誤解を防ぎつつ、自分の意見や指示をスピーディーに正確に伝えていくコツを紹介しましょう。

話は結論から言い、３部構成にする。

会議などでときどきお目にかかりますが、「今までは〜でしたが」「最近の傾向として〜」とか、「これは私の個人的な経験なのですが〜」などと、これまでの経緯や背景から延々と話しだす人がいます。

このような人の話を聞いていると、聞き手は「この人は結局何を言いたいのだろうか?」と推測しながら聞かなければならないため、フラストレーションがたまります。やっと最後になって結論が述べられるわけなのですが、そのころには聞き手の注意力が低下してしまっていたり、イライラ感がつのっていたり…。つまり聞き手を疲れさせてしまう話し方なのです。

一分一秒を争う多忙な医療現場では、このような話し方はできるだけ避けて、常に「話は結論から言う」ということを意識して話すことが基本です。そして、**できるだけシンプルな言葉で、結論は短く言い切りましょう。**

例えば「私の受け持ち患者の検討会の曜日を変更して欲しいと思います」「○○さんのご意見に私も賛成です」などと、誰にでもわかりやすい言葉で、的確に短く言い切りましょう。

その次に、その結論に関する「理由」を延べます。ここで初めて背景や経緯に触れましょう。

例えば「○○さんのご意見に私も賛成です。なぜならば、最近私も～だと感じていて、～の改善が必要だと思っていたからです」といった形です。

そして、**最後にもう一度「結論」で締めくくる**と、どんな人でもあなたの意見や指示を取り違えることはまずありません。

「私の受け持ち患者の検討会の曜日を変更して欲しいと思います。なぜならば、来月から外来の体制が変更となり、時間通りに来られない可能性が高いからです。主治医がいない検討会だと話がまとまらないと思いますので、申し訳ないのですが変更を検討してください」といった感じです。

仕事や業務に関連する意見や指示は、効率的かつ効果的に相手に伝える必要があります。「結論」➡「理由」➡「結論」という3部構成を意識して、的確にスピーディーに相手に伝えるように心がけましょう。

もちろん患者に病気の告知をする、相手に苦情を伝える、といったデリケートな話題の場合は別です。このようなときには、相手の緊張の具合や表情を観察しながら、ゆっくりと遠回りに話を進めていくことも時には必要です。

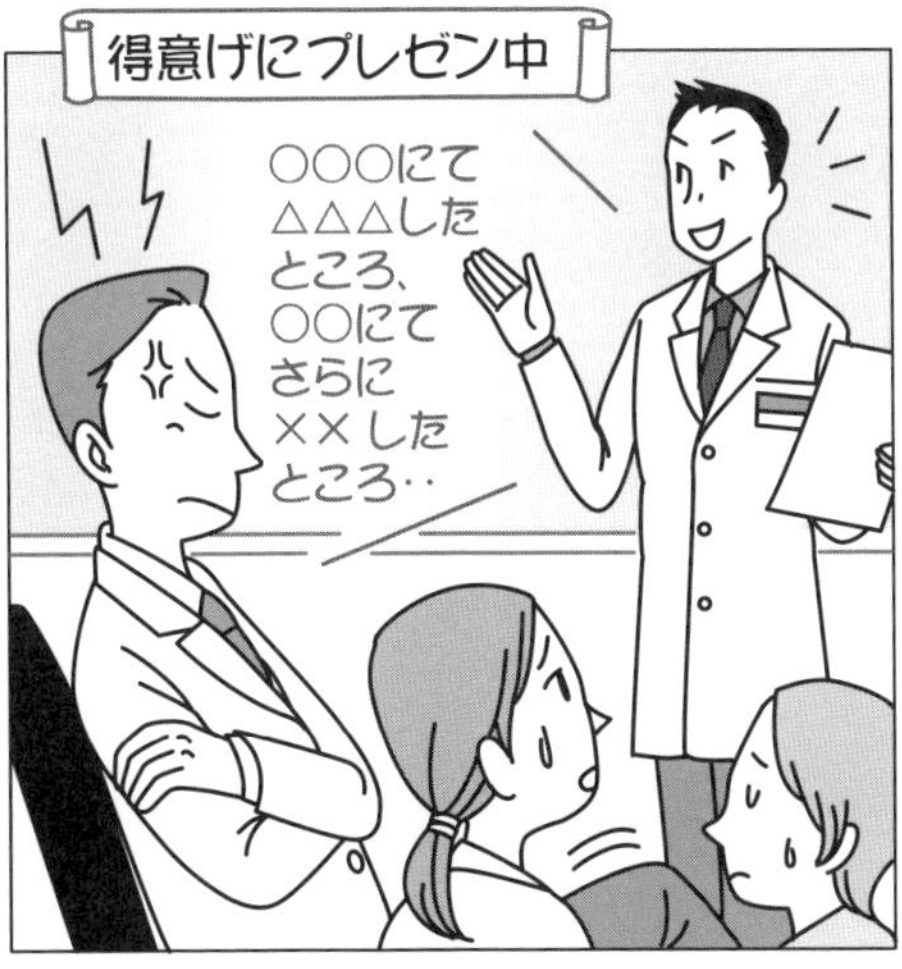
得意げにプレゼン中
○○○にて
△△△した
ところ、
○○にて
さらに
××した
ところ‥

結論から言えよ！

話がいくつかあるときは、番号をつける

一度に複数の指示を伝えなければならないことがあります。こんなとき、聞き手は最後の話の印象が強くなってしまい、話のはじめのほうは記憶が不鮮明になりがちです。それを防ぐためにも、次のような話し方を心がけましょう。

「今日の検討会で私から伝えたいことは3つあります。1つ目は患者さんの退院時期について、2つ目はそれに伴う在宅ケア法について、3つ目は外来フォローの体制についてです。まず、1つ目の退院時期についてですが…」

このような番号をつけた話し方だと、聞き手の頭も整理されるために、だらだらと話題を続けていくよりも、はるかに記憶に残りやすいですよね。ただし、どうしても最後に聞いた内容が頭に残るという効果は否めませんので、**最重要事項はできるだけ最後に話す**とよいでしょう。

また聞き手を疲れさせないためにも、基本的に「一つ一つの話は簡潔に」が鉄則です。どうしても一つの話題が長くなった場合は、「今の1つ目の話で、わからないところやご質問はありませんか？」などと相手の感覚をリフレッシュする問いかけを入れましょう。

こうした話し方をするためにも、あらかじめ自分が話したい内容を、箇条書きにメモしていくことをお勧めします。

◇こんな言い方、態度はスタッフのやる気を削ぐ

何度も繰り返しますが、医者は若くても医療現場ではリーダー役。ですから職場での言動には、リーダーシップを損ねないように可能なかぎり注意を払う必要があります。

もちろん医者とはいえ人間ですから、終始完璧にふるまうことなどはできませんが、**これから紹介するセリフや態度は絶対に出さないように注意してください。**今までの私自身も含めたドクター達の苦い失敗例を思い出しながら、ＮＧワード＆行動をまとめてみましたので、他山の岩としていただければ幸いです。

上から目線のセリフ

『そんなことも知らないの？』

『それは常識でしょう？』

『これが分からないとは、ちょっと勉強不足だよ』

医者は医療知識の面では、他のスタッフの追随を許さない高度の教育を受けています。ですので、何かトラブルが起こったり、疲れているときに面倒な相談を受けたりすると、これらのセリフをつい口にしてしまうことがあります。しかし、医者が基本中の基本だと思っている簡単なことでも、他のスタッフにとっては初耳と

いうことも多々あるのです。こういうセリフを言われた相手は傷つくか、「なんて偉そうな」と内心憤慨するかのどちらかです。このことをいつも認識しておいて、上から目線のセリフは決して口にしないようにしてください。

過去のことを責めるセリフ

『なぜそんな失敗をしたの？』
『なぜもっと早くに報告してくれなかったの？』
『どうして事前に○○しておかなかったの？』

これらは、72ページで解説した過去型否定型の質問です。スタッフからトラブルや失敗の報告があった際、つい口をついて出てしまいそうになりますが、そこはぐっと我慢。こうした過去型や否定型の質問は、相手を責めるばかりで益がありません。

過去に起こった事柄の原因の分析をしたいときは、75ページでも述べたように、できるだけ主語をモノや理由に置き換えて、

「失敗した原因は何だと思いますか？」
「早く報告してもらえなかった理由を教えてください」
「事前に○○できなかった要因を考えましょう」

といった形で質問しましょう。責めているニュアンスが緩和されます。

やる気のなさを感じさせる態度やセリフ

『そんなこと、どうでもいいじゃないですか』
『あ〜あ、今日は回診やりたくないなあ』
『午後の病棟ミーティング、かったるいよねえ』

医師も日々多忙な業務で疲れています。そのため親しいスタッフにはつい、こうしたやる気のなさを露呈するセリフを出してしまいがち。

たとえ口に出さなくても、スタッフから面倒な相談をされたときに、表情や態度で露骨に「面倒くささ」を表してしまっているドクターがいます。このような態度やセリフは職場では厳に慎みましょう。

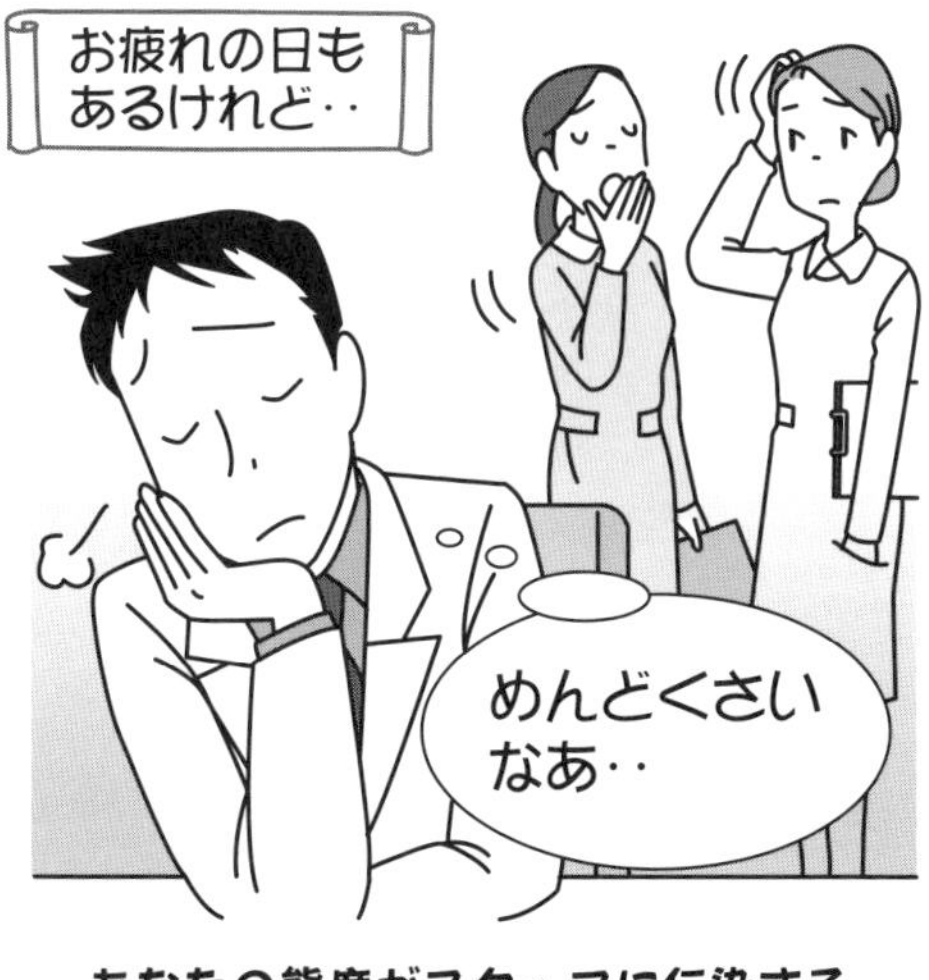

あなたの態度がスタッフに伝染する

リーダー役のドクターがやる気のなさを示してしまうと、その影響は大きく、まわりのスタッフの士気が一気に低下してしまいます。

かといって医師も人間ですから、無理をして空《から》元気を出す必要はありません。非常に疲れているときには、「今ちょっと疲れているので、少し休憩させてください。そのあとお話を聞かせてください」などと、その旨を伝えて猶予をもらいましょう。そのほうがずっと印象がよくなります。

他の医者に対する愚痴や悪口

『○○先生ってさあ、自分勝手だと思わない？』

『ほんといつも○○先生のせいで困るんだよね、どう思う？』

どんな医局にも派閥やグループ対立がつきものです。個人的な好き嫌いを感じる同僚ももちろん存在するでしょう。しかし、医局内の人間関係を他のスタッフに話すのはＮＧです。

私自身も昔、詰め所で仲の良いナース相手に他の医師の悪口を愚痴ってしまったことがありましたが、決して良い結果にはなりませんでした。

スタッフの立場としては、いろいろなドクターと組んで仕事をしなくてはならないため、他の医師のことを愚痴られても対応に困るのです。

また、その時は意気投合して愚痴り合ったスタッフであっても、職場の中では利害対立が微妙に入れ替わるために、悪口が回りまわって本人に伝わってしまう危険性があります。

医局内の人間関係は、決して他のスタッフに持ち込まないように気をつけてください。

◇このセリフ、態度がスタッフのやる気をアップする

前項とは逆に、スタッフのやる気をアップする効果があるセリフや態度を紹介しましょう。ちょっとした心がけと工夫で、周りの人に元気ややる気を与えられる「エネルギーの高い言葉や態度」が存在するのです。

もちろん魔法の言葉ではありませんので、確実に効果があるとは断言できませんが、私自身もつとめて実践している中で、感触の良かったものをピックアップしてみました。

「ありがとう」は2回伝える

普段から「ありがとう」をたっぷりと人に伝えるようにしてください。

何かしてもらったり、お世話になったときに「ありがとう」とお礼を言うのは当たり前ですよね。何かしてもらったそのときに「ありがとう」と言うだけではなく、**次にもう一度会ったときに再度「ありがとう」を伝えましょう。**「昨日は時間外指示に対応してもらってありがとう」「この前は貴重な資料を頂いてありがとうございました」などと、2回目の「ありがとう」を伝えることに大きな効果があります。

「ありがとう」と言われて嬉しくない人はまずいません。人は自分が役に立ち感謝されることで、自分もエネルギーをもらう生き物なのです。自分のした行為を覚えていてくれて、次に会ったときにも感謝されると、「本当に役に立てたんだ」と満足感や喜びが深まります。もちろんやる気もアップするでしょう。

「あなたなら、どう考えますか？」

医療現場で何か問題が起こったとき、対策を考えなくてはならない事案が持ち上がったとき、次のようなセリフを使ってスタッフに問いかけてみてください。

『ぜひ、あなたの考えを聞かせてください』

『君の意見もぜひ聞きたいな』

人は誰しも自分の考えを認めてもらいたいという欲求を持っています。しかし、**医師に遠慮して自分の考えを口に出せないスタッフが多いのです。**特に若いスタッフはその傾向があります。リーダー役の医師から、質問を投げかけてあげてください。

「自分の意見を真剣に聞いてくれる」と感じられる環境にいると、スタッフのやる気は自然にアップしていきます。また、さまざまな人の意見を聞くことで、意外なアイデアや解決法が飛び出す可能性も多々あります。

もしスタッフの出したアイデアが役に立たないものであっても、全面的に否定したり、露骨に落胆したりしないように。そのような態度を示すと、次からは絶対に考えを述べてくれなくなります。

仮に自分が同意できなくても、「なるほどそういう視点もあるね」「ありがとう、今後の参考にさせてもらい

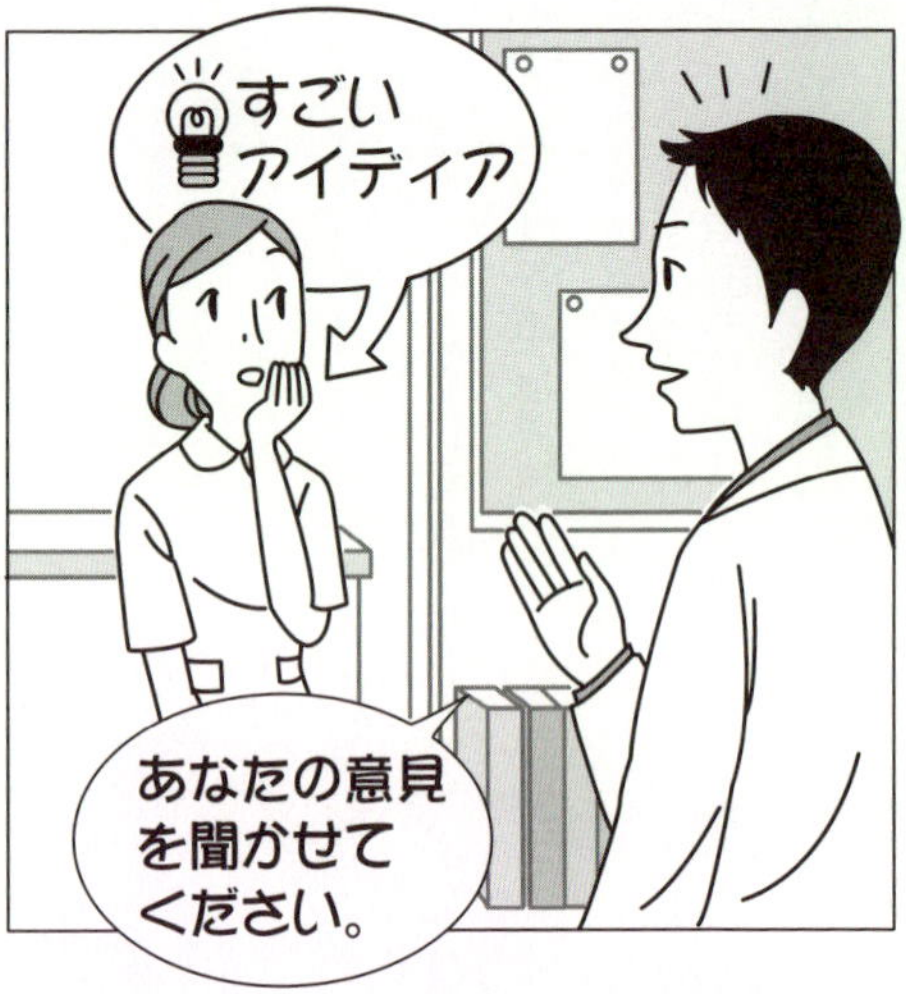
すごいアイディア
あなたの意見を聞かせてください。

眠っているアイデアを引きだそう

ます」などと思いやりをもって対応してください。

ネガティブワードは、ポジティブワードに言い換える

ほぼ同じ意味を示していても、ネガティブイメージとポジティブイメージを持つ言葉が存在します。例えば、「鈍感だね」はネガティブイメージですが、「おおらかだね」とするとポジティブイメージになります。

実は元気を与えられる人というのは、このようなポジティブイメージを持つ言葉を自然に使うことができている人なのです。私自身もまだまだ修行中ではありますが、医師として患者に対してもスタッフに対しても、できるだけポジティブワードでエネルギーをプレゼントできたらといいなあと思っています。

次にいくつかの例を示しておきますので、あなたなりのセンスで、ポジティブワードのボキャブラリーを増やしていってください。

「忙しくて大変だ」↓「充実している」
「難しい仕事だ」↓「やりがいがある仕事だ」
「おせっかいだ」↓「よく気が回る」
「気が小さい」↓「慎重だ」
「わがままだ」↓「自分の気持ちに正直だ」
「くよくよ考える」↓「じっくりと考える」

頑張っているところを見つけて承認する

89ページで解説した「**承認**」のスキルは、すればするほど相手にエネルギーをプレゼントできる効果があります。日頃スタッフと接する中で、相手のいいところ、頑張っているところ、改善したところなどを見つけて承認してみましょう。

自分を承認してくれる相手に対しては、「私のことを見てくれて評価してくれている。頑張ろう」と信頼感ややる気がアップしていきます。


例　「あ、髪型変えたんだね。よく似合いますね」

「毎朝きれいに机を整理してもらってありがとう」

「○○さんの看護記録は詳細で、とても役にたちます」

「いつも患者さんの変化を早く報告してくれるので、ありがたい」

「さっきのはナイスフォローだったね。助かりました」


承認は思っているだけでは、伝わっていきません。ぜひその場で、すぐに口に出すように心がけてください。81ページの「**Iメッセージ**」のスキルも活用して、相手の心にすっと入っていく承認ができるように、練習してみましょう。

苦情や申し入れは承認でサンドウィッチする

一緒に仕事をしているスタッフに対して、苦情や申し入れを伝えるのは気が重いものです。どうすれば、スタッフとの関係をこじらせずに、うまく伝えることができるでしょうか？

そんなときにも、「承認」のスキルを活用しましょう。

基本は、「承認」➡「苦情」➡「承認」のサンドウィッチと覚えてください。

例えば次のような感じです。

◎理学療法士（ＰＴ）への申し入れ

医師　「ちょっと時間いいですか？」

ＰＴ　「はい、どうぞ」

医師　「いつも△△さんのリハビリ指導ありがとうございます。しっかりしたプランで進めていただいて、僕も安心しています」（承認）「ところで今後の△△さんへの接し方なんですが、もう少し柔らかめにお願いできないでしょうか？　実は△△さんって意外に気が弱い人なので、『最近リハビリが厳しいのでストレスだ』と言い始めているんですよ」（申し入れ）

ＰＴ　「え、そうなんですか。早く退院したいと言われるので、こちらも気合いを入れて指導していたんですがね」

医師　「ええ、それは僕もわかっているんですが、どうも、ちょっと疲れが出てきたようなんですよ」

ＰＴ　「了解です。もう少しゆっくりと指導してみます」

医師「ご理解いただけてよかったです。先生の熱心なリハビリ指導には僕自身とても助かっているんです。これからもよろしくお願いしますね」承認

このような感じで、承認と承認でサンドイッチすれば、苦情や申し入れをソフトにスムーズに伝えることができます。時間がないときには、最初の承認をスキップして、最後を承認で締めくくるだけでもかまいません。人は最後に聞いた内容が一番心に残るもの。スタッフとの関係を良好に保つために、ぜひ心がけてみてください。

◇指導医・上級医とのコミュニケーション

ここまでは、チーム医療におけるリーダーとしてのコミュニケーションのコツを書いてきましたが、ここからは、指導医をはじめとする上級医とのコミュニケーションについてお話ししたいと思います。

研修医のころは、経験も知識も未熟なため、指導医や先輩医師と頻繁にコミュニケーションをとって教え導いてもらう必要があります。彼らは、会社組織でいうと上司にあたる人々です。研修医は部下として、上司といかに良好な関係を構築していくかが、研修医時代を成功させるための大きなカギとなります。

しかし、上司と部下の関係がキッチリと組織化している一般の会社とは違って、医者の社会のそれは非常にあいまいです。そのため、上司であるべき医師の指導意欲や指導方法にもバラつきがあり、運わるく指導医としての責任感や指導力に乏しい医師に当たる可能性もあるわけです。

私自身、無口で気難しい指導医に当たった経験があり、そのときはかなり大変な思いをしました。当時はコミュニケーションのイロハも知らなかったので、自ら関係を改善する方法も分からず、今から思うと両者の関係はかなり悲惨なものでした。その指導医とは短期間の関係で済んだからよかったものの、もし長期にわたっていたらと思うと今でもぞっとします。

そうした自身の経験も加味しながら、とりあえず部下側に立つ者として、最低限は意識しておきたい上級医とのコミュニケーションのコツを列挙していきましょう。

恐れずに自分からコミュニケーションをとろう

第2章でも触れましたが、医者は昔から一般的ビジネスマナーにうとい人が少なくなく、なかには最低限の社交マナーも実践できないコミュニケーション下手のドクターもいます。

例えば挨拶。一般の職場では朝の挨拶は当たり前のマナーですが、私が以前出会った年配の外科医は自ら挨拶は一切しない、もしされてもムスッとした表情で軽く頷くだけ…という人もいました。医局にいても全く話しかけてくれず、初めは何て怖い無愛想な先生かと思ったのですが、のちにひょんなきっかけで親しくなってみると内面は暖かい方であることがわかりました。つまり、社交性がきわめて乏しいだけで、本人には全く悪気がなかったのです。

悲しいかな、今も医療現場には、こうした昔かたぎの職人然とした（コミュニケーションしにくい）ドクターが存在します。でも臆することなかれ。相手がどんな人物であったとしても、「コミュニケーションは自分から」を意識して、あなたから積極的に話しかけていきましょう。朝は大きな声と笑顔で「おはようございます！」と挨拶。そしてできれば、「今日は暑いですね」とか「昨日は○○をしていただき、ありがとうございました」など、ひと言添えましょう。

医局でも、相手が忙しそうにしていなければ、どんどん積極的に話しかけてください。わからないことを質問したり、ちょっとした患者の報告などでもいいですね。ときには、その先生が興味を持っている分野の世間話もいいでしょう。その先生の趣味がゴルフならば、「先生が今一番注目しているゴルフプレイヤーって誰ですか？」「ゴルフってやったことがないのですが、どんなところが面白いですか？」などと話を振ってみると、普段は無口な人でも饒舌になったりします。

誰でも、自分に暖かな興味を持ってくれる人は嬉しいもの。まずは相手に暖かい興味を持ち、いろんな角度からその人を観察してみましょう。すると単なる指導医というだけではなく、もっと深くその人となりを知ることができて、コミュニケーションがとりやすくなってきます。

「**相手に心を開いて欲しければ、こちらが先に心を開くこと**」これは、どんなコミュニケーションの本にも異口同音に書かれていることです。

まずはあなたから心を開いて、どんどん積極的に話しかけていきましょう。

ホウレンソウを常に実践しよう

仕事のホウレンソウって知ってますか？　ホウレンソウとは「報告・連絡・相談」の略。あなたもどこかで耳にしたことがあるでしょう。上司とのコミュニケーションの基本中の基本として、新入社員の研修で必ず教え込まれる、いわばビジネスパーソンの常識です。

まずは「**報告**」。

研修医のはじめのころは手取り足取り教えてもらっていた仕事も、徐々に一人でやることが増えてきます。「○○の処置をやっといて」「明日の検査の説明をしておいて」など、簡単な医療行為から任されるようになり、やがて「患者が熱を出したから、必要な血液検査と解熱薬を処方」など、自分で判断して行動しなければならなくなります。

このように**一人で行った仕事の後は、必ずひと言、指導医に報告を入れましょう**。慣れてくると、ついつい面倒くさくなって報告を省略したくなりますが、実は報告するという行為には、自分にとっても多くのメリットがあるのです。

まず人に報告しようとすると、必然的に自分が行った仕事内容の整理と確認が不可欠になってきます。もしこの時点で漏れや抜けがあれば、早めに自分で気づくことができます。

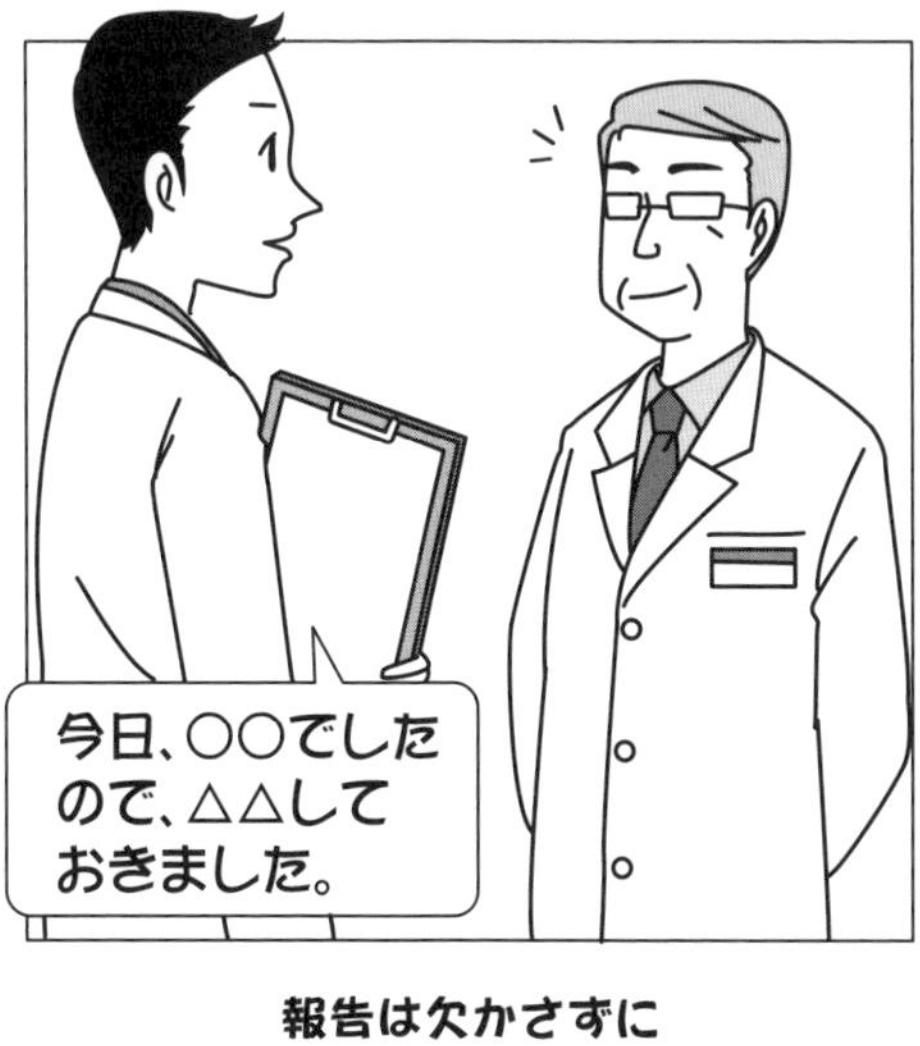

報告は欠かさずに

さらに報告しておけば、何かミスがあったときすぐに指導医からの訂正が入るため、大事に至るのを予防できますし、より良い方法をアドバイスしてもらうこともできます。つまり、指導医に報告することで、医療ミスを抑止するだけでなく、自分自身の成長につながっていくヒントが得られるのです。

事後の報告だけではなく、日頃からの「**連絡**」も大切です。

特に研修医のうちは、**「何かが起こってから報告する」のではなく、あらゆることが起こる可能性を想定して「事前に連絡をしておく」**という心がけが重要です。

例えば患者の家族に「ちょっと話を聞きたい」と申し込まれた。しかも「簡単なことなので先生だけでいい」と言われたとします。でもそのようなときにも、念のため指導医に連絡しておきましょう。

「〇日の〇時ごろから面談を申し込まれました。私一人でいいというのですが、実施していいでしょうか？」

業務においても慣れるに従って、一人で判断して実行する仕事が増えてきますが、普段とちょっと違ったことがあれば、即、連絡しておいたほうが無難です。「今日、いつものようにNさんの処置をしましたが、退院のことをしきりと気にしておられました。一応、約1カ月後の退院予定だとお伝えしておきました」などと、こまめに連絡をしておきましょう。

以上のような報告や連絡をするためには、相手とコミュニケーションをとらねばならないために、これらを心がけると必然的にコミュニケーション量が増えることになります。このコミュニケーション量を増やすということが、指導医や上級医との意思疎通を良好にするコツでもあるのです。

報告、連絡と並んでもう一つ心がけたいことは「**相談**」です。

研修医のころは、とかく医療面でも人間関係でも、ふとしたことで行き詰まりを感じたり、一見些細なことでも悩んだりしやすいものです。そんなときには、「こんなこと相談したら恥ずかしい」と一人でもんもんと考え込まずに、先輩医師に相談してみましょう。

ただし相談する時のエチケットとして、相手にとって負担のない時間帯にお願いするということを心がけてください。

「ちょっと悩み事があるので、相談にのっていただきたいのですが、お時間をとってもらえませんか？」

「先生のアドバイスをいただきたいのですが、今、よろしいでしょうか？」

などと、枕詞を使って、相手の都合を聞いた上で許可をもらってから相談を始めましょう。

相談してアドバイスをもらったら、必ずお礼を言うことも忘れずに。さらに後日、「先日ご相談した件ですが、先生のアドバイスを実行したら少し楽にできるようになってきました」などと、結果報告も行うと完璧です。

大抵の人は、自分を頼りにして相談してきた後輩は可愛いと思うものです。勇気を出して、声をかけてみましょう。

第5章

研修医時代を乗り切るためのセルフサポートコーチング

～メンタルヘルスと自己実現のためのセルフケア～

◇入念なセルフケアこそが、成功の秘訣

ここまでは、メディカルサポートコーチングという他者とのコミュニケーション手法を中心に、患者、スタッフ、上級医とのコミュニケーションのコツを解説してきました。

この章では、もう一つ大切なテーマに触れたいと思います。それはひと言でいうと「セルフケア」。つまり**「医療者が自分自身のために行う、心と体のケア法」**についてお話ししたいと思うのです。

実はあなたの研修医生活の成否に大きく影響しているファクターが、この「セルフケア」なのです。

当たり前のことですが、心身ともに健康で、気力・体力がコンスタントに充実していなければ、長丁場の研修医生活は乗り切れません。**研修医時代に限らず、その後も医師として良好なパフォーマンスを継続して積み重ねていくためには、心と体の健康は最も大切な基盤となっていきます。**

ところが、この至極当たり前のことを、軽視しているドクターが結構いるのです。他者の健康を守る仕事をしているはずのドクター自身が、自分の心身の健康をなおざりにしたあげく、何らかの不調を抱えている例が私の周りにも少なくありません。

特に今、医療者の間でも急増しているのが、日本の社会問題になっているメンタルヘルス系の疾患です。研

修医のような若いドクターにも、うつ病、不眠症、心身症などの精神障害を発症する人が増えています。これらの病気は体の病気と違って、一度発症すると完治まで月単位、ときには年単位の治療が必要であり、症状が重く長引く場合には大切な研修期間を中断しなければならない事態も起こってきます。このメンタルヘルス系疾患を予防するためにも、入念なセルフケアが欠かせません。

また、前章まででお話ししてきた他者とのコミュニケーションにも、セルフケアが大きく影響してきます。自分自身が疲れていたり精神的に不安定であれば、いくらコミュニケーションの知識を持っていたとしても、十分に使いこなすことはできません。イライラしていたり体調がすぐれなければ、コミュニケーションの基本である笑顔をつくることすら難しくなりますよね。つまり、自分の調子を良好にキープできないと、他人に接する時にも余裕がなくなり、キメ細やかな観察や臨機応変な受け答えができなくなるのです。**患者やスタッフと良好な関係を築きたいならば、絶対に自分自身のケアを忘れてはいけません。**

そもそも医師をはじめとする医療者は、体調不良の人と対峙する職業であるため、不機嫌、苦悩、苦痛、不安、イライラといったネガティブ感情に常にさらされています。こうした**他者のネガティブ感情を受け止めて冷静に対処するためには、十分な心身のエネルギーが必要なのです**。しかしながら、医療現場は一般社会以上に、医療従事者の健康管理システムやメンタルヘルスケア対策が遅れているのが悲しい現状です。そこで、まずは医療者がセルフケアによって自分の心と体を守るためのスキルを持つことが大切なのです。

この章では心身のセルフケア法として「セルフサポートコーチング」を紹介したいと思います。この方法は、一般精神医学知識にコーチングの自己実現法を融合した手法で、誰でも簡単に自分の心と体をケア＆サポートできるように工夫しています。そのなかでも、研修医の方々にぜひ実践していただきたい主要なスキルを抜粋して紹介していきます。

◇まずは自分自身と向き合う時間を持とう

心身をセルフケアするためには、まずは自分ときちんと向かい合うことが必要です。多忙な研修医生活を送っていると、目先の仕事や勉強に翻弄されてしまい、ついつい自分自身の心や体の状態に無頓着になりがちです。どんな問題もどんな不調も、早期発見、早期対応が有効なことはいうまでもありません。ぜひ一日に一度、あなた自身と向き合う時間を持って欲しいと思います。

そのためにセルフサポートコーチングでは、自分自身と向き合うためのツールとして「ココロ充電池」というモデルを提案しています。

まず自分の心が充電式の電池だと考えてください。この充電池からどんどんエネルギーを奪っていく存在が、いわゆる「ストレス」です。心身に生じるストレスによって緊張、不快感、プレッシャー、イライラ感が発生するとエネルギーが消費されていくと考えます。ストレスにさらされるたびに、ココロ充電池からエネルギーが流れ出していくとイメージしてください。

その反対に、ココロ充電池にエネルギーを補充してくれるエネルギー源も存在します。私はこれを一言で「自己実現」と表現しています。ただ、ここでいう自己実現は、一般的に使われている生きがいやライフワークを表す「自己実現」とは多少ニュアンスが違います。ここで使っている「自己実現」には、「**自分が本当にしたいと思うこと**」すべてが入ります。

具体的に挙げると、次のようなことをすべて「自己実現」と考えてください。

○心がワクワクする楽しいこと。

○心身が落ち着き、リラックス・疲労回復できること。

○健康に良い、気持ちのよいこと。

○自分の価値観や希望に合致した活動を無理のない範囲で行い心地よい充実感を味わうこと。

こういった自分が本当に「したい」と感じることすべてが、心を解放しエネルギーを得る源だと考えてください。事の大小に関わらず、これらの自己実現行動をするとき、ココロ充電池のエネルギーレベルが上がるといったイメージです。

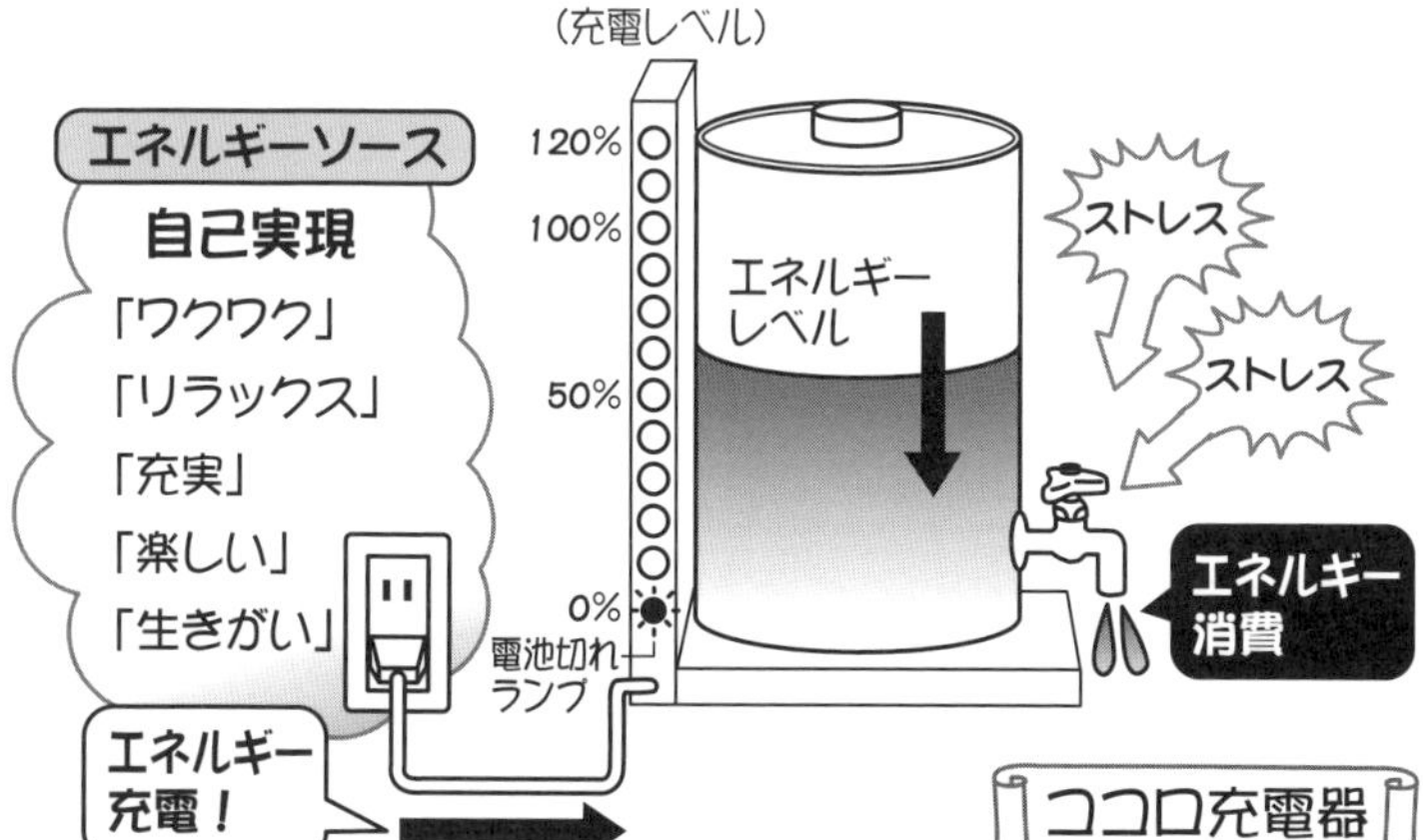

ココロ充電池の基本的なエネルギーシステムを理解できたら、早速、自分のエネルギーレベルをチェックしてみましょう。

では質問です。

「あなたが何の心配もなく元気いっぱいの状態が充電レベル１００％、心身ともに疲れ果てて起き上がれない状態を０％だと仮定します。今、あなたの心の充電レベルは、直感的に何％でしょうか？」

下のイラストの空の充電池に、さっと一本、横線を引いてみてください。

あなたのエネルギーレベルはいかがだったでしょうか？　参考までに、私が臨床経験などから提案しているエネルギーレベルの目安を次に示します。

80％以上　まず心身ともに快調で元気だと考えられる。多少の頑張りもきくため、新しいチャレンジや、プラスアルファの仕事もＯＫな状態。

50〜70％程度　心身が疲れ気味だと考えて無理をしない。自分に鞭打って頑張ることは避けて、心身がリラックスしたり

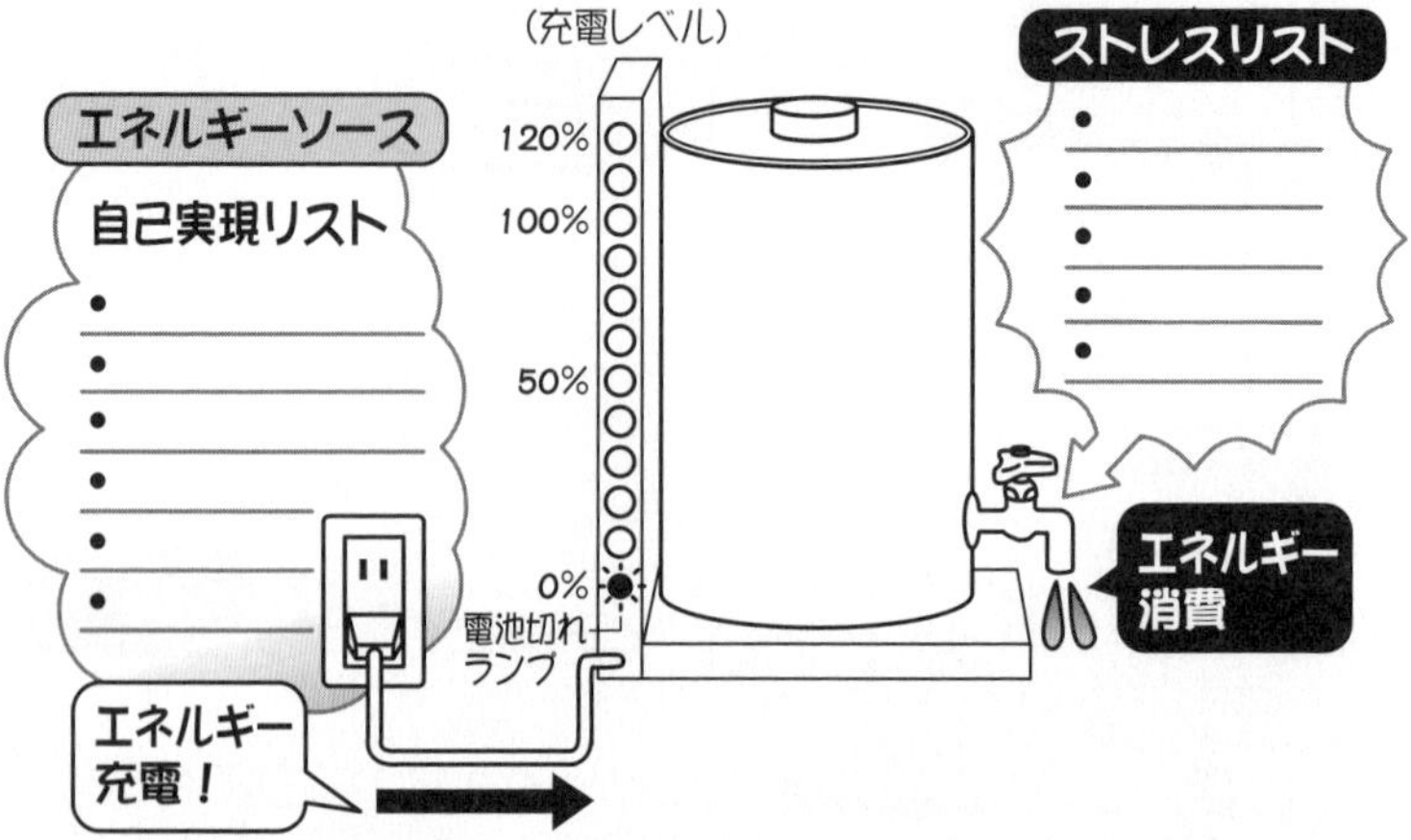

休息する時間を積極的に取り入れてエネルギー充電を心がける。今、無理やり頑張るよりも、充電してから取り組んだ方が、パフォーマンスはぐっとアップする。

40％以下　かなり心身が弱っていると考えられる。まずは心も身体も、しっかりと休息を確保してエネルギー充電を優先する。気になる心身の症状が出現している場合は、しかるべき医療機関の受診も必要。

このようなモデルを使って、毎日自分自身と向き合う時間を作ってみましょう。セルフケアの第一歩は、自分と向き合い、自分のための時間を作ることから始まります。

基本的には、朝起きた時や仕事を始める前などに、充電レベルのチェックをすることをお勧めします。そして、もしいつもより充電レベルが下がっているなと感じたら、自分がコントロールできる範囲の物事のうち、心のエネルギーを奪っていくことは控えめにし、エネルギーを与えてくれることを優先して予定を組むようにしてみましょう。

例えば、「今日はエネルギーが低めだから、自由参加の勉強会は行かないでおこう」、「今夜仕上げようと思っていたレポートは、まだ期日があるから明日に延ばそう」とか、「今日は友人に飲み会に誘われているけど、気疲れしそうだから断ろう」などと、その日の予定を微調整していきます。こうした日々の微調整が、自分のエネルギーレベルをキープするためにはとても大切です。

こうした微調整を素早くできるようにするために、普段から自分の抱えている活動や仕事を、エネルギー源とストレス源に分類して考えておくことをお勧めします。

先ほどエネルギーレベルをチェックしたココロ充電池には、エネルギー源となる「自己実現リスト」と、エネルギーを消費していく「ストレスリスト」が書き込めるようになっています。仕事、プライベートを問わず自分の抱えている物事をチェックして、リスト分けしてみましょう。

例えば職場では、病棟業務は比較的好きだが、会議などでプレゼンするのは大の苦手で疲労する。プライベートでは、友人のBと話すと元気になるが、Aと会うと気を使って疲れてしまう。趣味でやっている英会話は楽しいが集中力を使うので、どちらかというとエネルギーを奪われる…というふうに、自分を取り巻く生活環境を二つのリストに整理してみましょう。

こうして予めリスト化しておくと、心のエネルギーレベルが下がってきたときに、何を優先すべきか、何を避けるべきかが即座に判断できます。

もちろん、エネルギーを奪われるストレスリストの項目は、単純に避けられないこともあります。そんな場合でも「数日だけ先送りする」、「他人にお願いして手伝ってもらう」、「作業するスピードを落として、エネルギーを充電する休憩時間を意識的に持つ」という形でなら検討できるものも多いと思います。

何かとストレスの多い研修生活だと思いますが、このココロ充電池モデルを活用して、自分自身の心身を客観的に見つめなおす習慣を持ち、心のエネルギーをすり減らさない頑張り方を心がけてください。

適切な休息をとること、仕事をスローダウンさせることは、決して悪いことではありません。燃え尽き症候群を防ぎ、コンスタントに健康に働き続けるためには、緩急をつけて賢く頑張り、賢く休むことが大切なのです。

◇変化が多いときには、要注意！

私たちはストレスという言葉を何気なく使っていますが、あなたはストレスの本当の実態を把握できていますか？

「いやなことが起こること」

「不快な気分になること」

多くの方は、ストレスは何かと聞かれると、多分、このように答えるでしょう。

しかし、ストレスとは悲しいことや辛いことだけではありません。そもそもストレスとは、「**生体に何らかの刺激が加えられたときに発生する、生体側のゆがみ**」であると定義されています。この定義から考えると、ストレスとは、生体に何らかのゆがみを与える「あらゆる刺激・変化」といえるのです。つまり、何らかの変化や刺激が自分のまわりで起こっているときは、ストレスが発生するかもしれない要注意期なのです。

実際に、どういった刺激や変化が、ストレスを引き起こす可能性があるのかを見てみましょう。次の表にストレスの原因となる主だったものを列挙したので、まずはご一読ください。

①から④までは、おそらく誰でもが想像できる事柄でしょう。しかし⑤から⑭の項目の中には、意外な内容

ストレスとなりうる刺激や変化

①人間関係や社会でのトラブルや、プレッシャー 家族、友人、職場などあらゆる人間関係でのトラブル。仕事上、勉学上の悩み、試験などのプレッシャー。違法行為や罰則を受けるなどの、社会とのトラブルや犯罪。
②親しい人の死去 家族、親族、親しい友人、同僚など、親しい人との死別
③自分や家族の病気や怪我 自分自身や家族が病気や怪我になり、健康上の変化があった。
④自分自身や、配偶者や家族が、解雇や失業、または退職などで、職を失った。
⑤経済状態の大きな変化があった。 借金した、収入の著明な減少、逆に大きな増収があった。
⑥自分や家族が結婚した。または、逆に離婚した。
⑦配偶者や、子供との別居 逆に家族が増えた。（老人、嫁の同居、子供が誕生したなど）
⑧職場での地位や環境、仕事内容の変化 降格、異動のほかにも、昇進、栄転などの一見喜ばしい変化も入る。または、仕事の量や質の変化、新しい仕事や役割を任されたなども該当する。
⑨自分や家族の転校、入学や卒業、受験など教育関連の変化
⑩日常の生活環境の変化があった。 引越し、家の新築や改装、災害、戦争による環境の変化など。
⑪日常生活の習慣の変化があった。 睡眠や食事に関係する変化、趣味や娯楽の変化、隣人や友人を含めた交際相手の変化など。
⑫妊娠・出産した。子育て中である。
⑬長期休暇や学業の休止、留学など
⑭仕事、学業、スポーツなどでの大きな成功や賞賛をあびる。 もしくは逆に失敗や叱責を受ける。（試験に落ちる、試合に負けるなど）

も含まれています。例えば就職や、昇進、引越しや新築、結婚、成功体験などの嬉しいこと、おめでたいことも、ストレスの原因となりえるのです。こうしたプラスの変化であっても、生体はその変化に馴染もうとするために気力や体力を使ってしまいます。その結果エネルギーレベルが低下してしまうと、様々な不調が起こってくるのです。実際、精神科の外来にも、職場での昇進や、引越しを契機に、うつ病を発症してやってくる方が沢山いらっしゃいます。

まず大切なことは、自分が大きな変化に遭遇したとき、ストレスが発生する恐れがあるということを、しっかりと自覚することです。特に研修医になりたてのころは、新しい職場、新しい生活リズム、新しい人間関係が一気にスタートします。これは大きな大きな環境の変化です。精神面においても、のんびりと自由に過ごしていた学生時代に比べて、雰囲気もルールも全く異なり、社会的責任を背負った社会人に仲間入りするという大きな変化に直面します。**もしあなたが研修医になったばかりならば、今大きなストレスに直面しているのだということをしっかり自覚してください。**

このように今現在大きな変化の渦中に居る、もしくは半年前以内に大きな変化や複数の変化に直面したという人は、まず自分で、自分自身の状態を、普段より丁寧に観察してあげましょう。

「ストレスが起こるかもしれない状態にあるんだ」という警戒警報を自分自身に発令して、心のエネルギー状態を日々入念にチェックしてみてください。

◇心のエネルギーレベルが低下したら心がけたいこと

ココロ充電池モデルを使って、毎日エネルギーレベルをチェックしていると、エネルギーが低下してきたらすぐに気づくことができます。自分がストレス状態にあることに早く気づいて、ストレスに対する対応が早ければ早いほど、心のエネルギーレベルの減少を食い止めることができるし、本格的な心身の不調を予防することにつながります。

次には、エネルギーレベルが下がってきたときに心がけてもらいたい行動を挙げました。

もしあなたのココロ充電池のエネルギーレベルが下がってきたと感じたら、これらのことをできる限り実行して、エネルギーの減少を食い止めてください。

可能な限り、ストレスの原因を排除する

ストレスの原因となる状況や、刺激が明らかな場合は、できるだけ排除するように努めましょう。例えば、仕事の量が急に増えたことが原因なら、できるだけ元のペースに戻すことを試みます。苦手な人と関わり出した、特定の人からストレスを受けている、などの対人関係が原因ならば、問題の人と一度距離を置いてみるなども適切な行動です。どうしてもトラブルが解消できない患者の担当になって苦しんでいるときは、指導医に相談して担当を変えてもらうなど相談してみましょう。

ただし、ストレス源がすぐに排除できない場合も多いですよね。その場合は、できるだけ物理的にも心理的にも遠ざけるように試みましょう。たとえ30分でもいいから、そのストレスから全く無関係な場所や時間を毎日確保することも有効です。職場の人間関係が原因なら、昼休みに単独で外へ出て職場と無関係な場所で昼食をとる、家庭でのトラブルが発生したら、家に戻る前に喫茶店で一人くつろげる時間を持ってみるなど。

ストレスが生じ始めたときは、そのことに頭も心も身体も縛られてしまいがちですが、**意識してその呪縛から解放される時間をつくる**ことが大切です。

できるだけ体の疲労を癒す

心のエネルギーが下がってきたときには、まず睡眠、食事、休息をしっかりとることに専念してください。ストレスが生じ始めると、心はもちろんのこと、体のエネルギーも下がり始めています。そのため基本的な生体エネルギーの元である、睡眠、食事、休息を最優先にとることを心がけましょう。ついつい仕事優先、付き合い優先にしがちな人ほど、何らかの工夫が必要です。

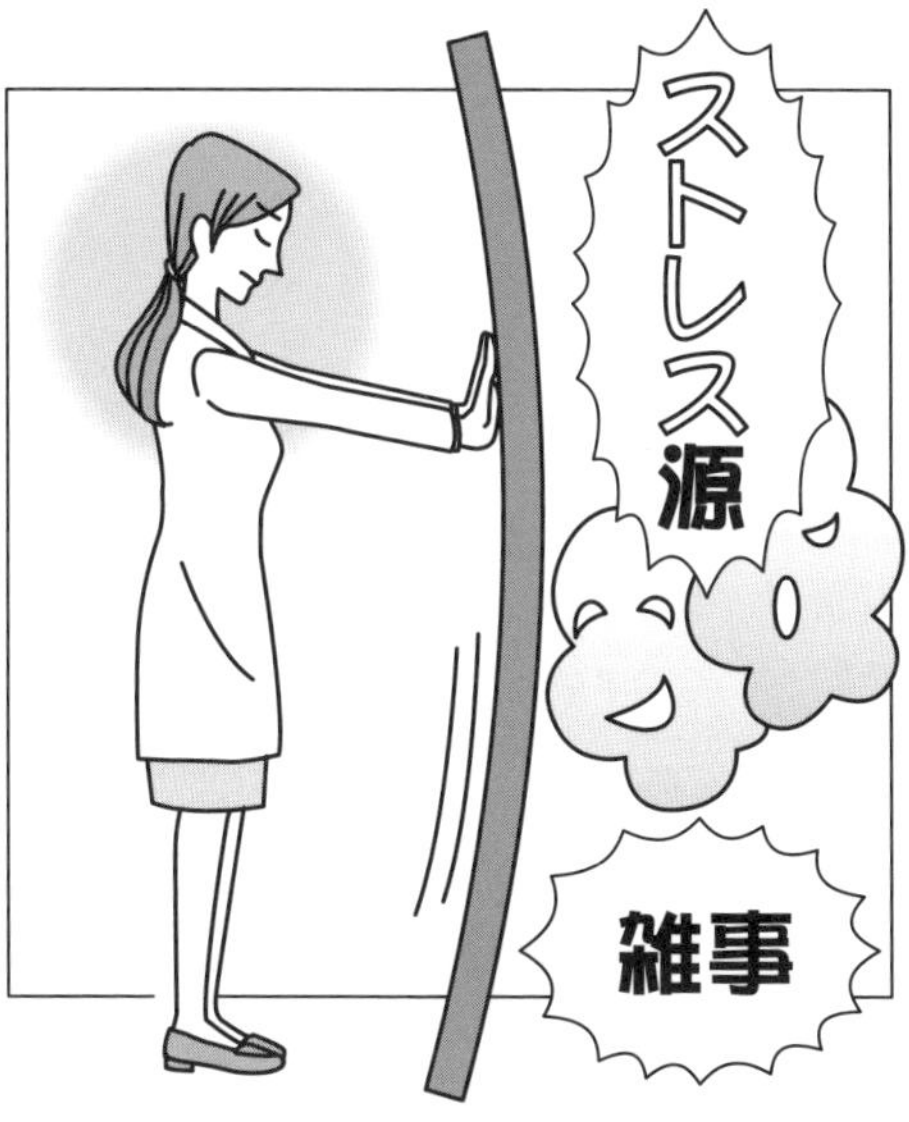

ストレス源から離れる

普段より帰宅時間を早くする、食事時間をしっかりと確保する、休息時間を長めにとる、疲れがひどいときは思い切って休みをとってみる（一日が無理なら、せめて半日休みをもらう）など、出来る限りの工夫をしてみましょう。睡眠時間も意識して確保するように心がけ、だらだらとテレビやネットを見るような夜更かしはやめて、6時間以上の睡眠をキープしてください。気の進まない飲み会などは思い切って断ってしまいましょう。

生活上での余分な変化を避ける

ストレスは、今までと違う何らかの変化や刺激が生体に加わることで発生します。そのためエネルギーレベルが低下しているときは、できるだけ新たな刺激が加わらないように、余分な変化を起こさないようにすることが必要です。

例えば、引越しを契機に急にダイエットしようとか、異動や結婚を契機に新しい仕事にチャレンジしようとか、嬉しい変化があると、とかく人は頑張りがちとなります。ですが、まずは新しい変化に十分心身が馴染んでから、次のことにチャレンジした方が良いでしょう。

ただし、今まで継続していたことが苦痛になるようなら、思い切って休むことも必要です。例えば、毎朝ジョギングしていたが、勤務が変わったために帰宅が遅くなり早起きが辛くなったので、一時期小休止して様子をみる…といった具合です。

「ねばならない」を極力減らす

エネルギーレベルが低下しているときは、できるだけ自分の「〜したい」を優先させ、「〜ねばならない」を極力減らしてみましょう。

「〜ねばならない」は、心に鞭を打ってエネルギーを無理に搾り出す思考パターンなので、心のエネルギーが下がってきているときには意識的に回避する必要があります。「仕事を頼まれたら絶対に引き受けねばならない」「毎日必ず○ページ勉強しなければならない」など、普段自分に義務付けていることを見直してみましょう。そして、少しだけ自分に甘くなって、「〜したい」思考を優先させ、心を休ませてあげてください。

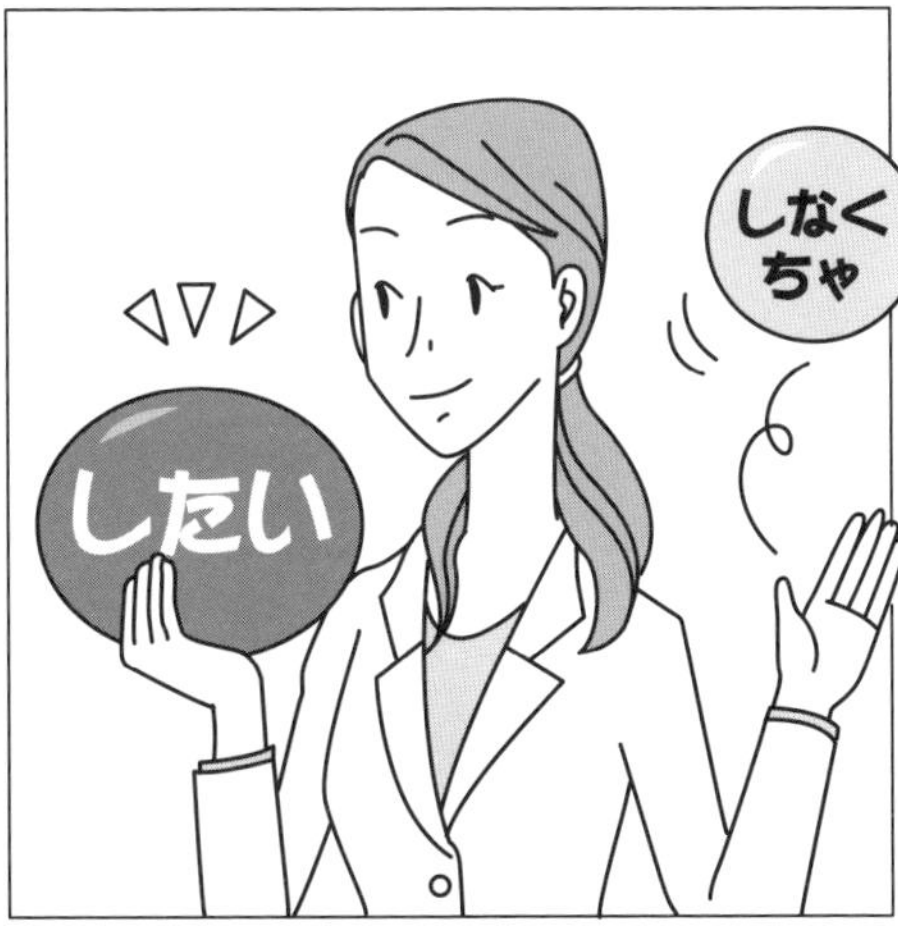

「したい」を優先させる

自然と光からパワーをもらう

明るい太陽光線には、うつ的な気分を改善する効果があります。また植物や花々、緑の木々、海や川の水音、空の青さといった自然は、心を癒したりリフレッシュしてくれます。心が弱ってきているときは、人工的な環境から離れて、自然に触れる機会を意図的に増やしてみましょう。職場と家の往復から、ちょっとルートを外して公園を歩いてみる、休日に近くの海岸や川岸へ行って歩いてみる、といった手軽にできる方法で十分です。

手軽なリラックス・ツールを活用する

現在のストレス社会を反映して、巷には手軽に活用できるリラックスのためのシステムやグッズが溢れています。これらを活用しない手はありません。こういったツールの活用は、元来、女性が得意とするところですが、男性もぜひ、トライしてみてください。

ある男性は、彼女に薦められて、リフレクソロジーやクイックマッサージを受けてみたところ、思いのほか一人で瞑想する時間が持てることを発見し、今では常連になっているとか。以下にリラックス効果が得られるツールを列挙しましたので、身近にあって手軽に利用できるものから試してみてください。

○ゆったり入浴

ぬるめのお湯で、ゆったりと時間をかけてくつろぐ。好きな音楽をかけたり、リラックス作用のある入浴剤を使うとさらに効果的。

○マッサージやエステ、リフレクソロジー（足裏マッサージ）

できれば機械ではなく、人の手で触れてもらうものを。人にタッチングしてもらうことで、癒し効果が得られる。

○即席アロマテラピー

アロマの心身に及ぼす効果は医学的にも証明されている。自分で手軽に出来る方法としては、芳香浴がおすすめ。リラクゼーション効果の高いアロマオイルを買ってきて、入浴の際、数滴湯舟に垂らしてみる。

ハンカチに数滴しみこませたものを、枕もとや机の横に置く。カーテンや車のマットに数滴降りかける。一般的にリラックス効果の高い香りは、ラベンダー、スィートオレンジ、グレープフルーツ、ベルガモットなど。

○お手軽な音楽療法

好みの音楽を静かに聴くというのは、誰でも行うリラックスの方法であるが、昔、自分が好きだったり、嬉しかった思い出を引き出してくれる歌や曲を聴くというのも意外な効果がある。また長調の曲のほうが、短調の曲より心を明るくする効果が高いというデータもある。

○水族館、動物園、プラネタリウム、植物園

のんびりと草を食む動物や、水の中でゆったり泳ぐ魚、星空を静かに眺める、草木の緑や花の香りを楽しむことは、大きなリラックス効果がある。

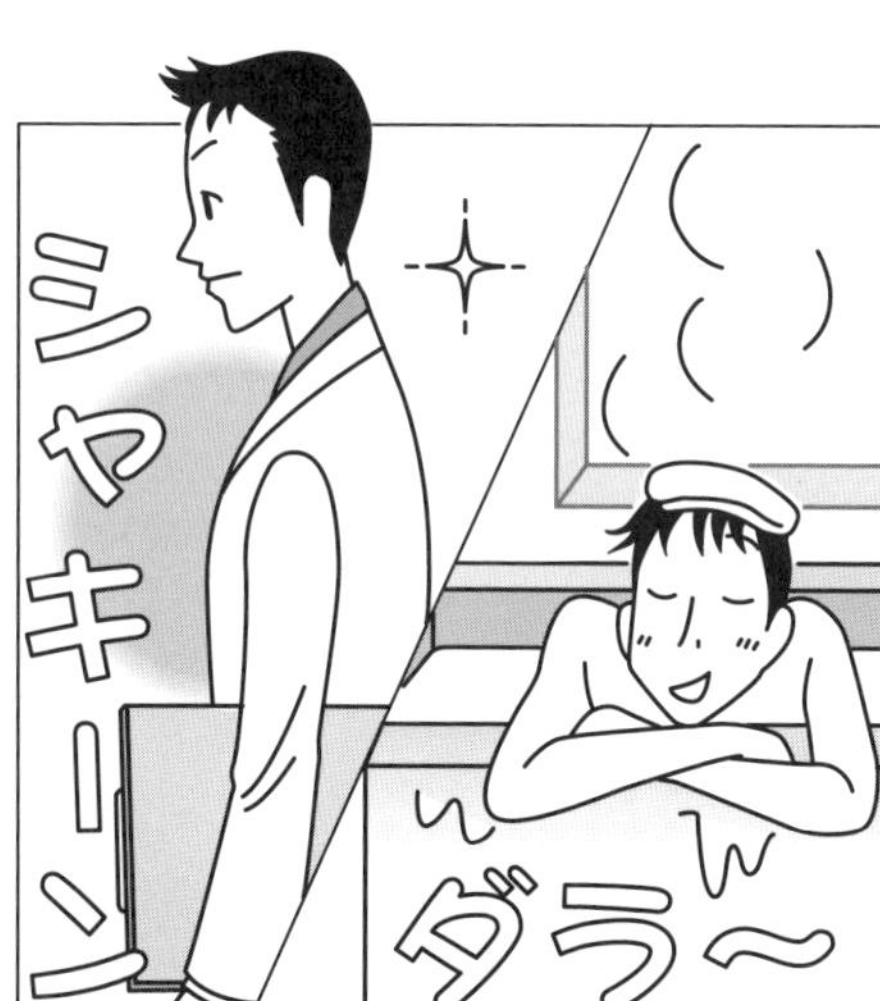

人生は緊張と弛緩の繰り返しです

◇マイ・ストレスサインを知ろう

ココロ充電池のエネルギーレベルが下がっている状態が続くと、あなたの心や体にストレスサインが出始めます。顔や性格が違うように、ストレスサインもひとそれぞれに違います。このサインのことを、セルフサポートコーチングでは、「**マイ・ストレスサイン**」と名づけています。マイ・ストレスサインは、ココロの充電切れを警告してくれる点滅ランプのようなもの。「もうすぐ心や体が限界に近づくよ」と教えてくれるサインなのです。

毎日のエネルギーレベルチェックに加えて、この**自分特有のストレスサインを見逃さない**ようにすることが、メンタルヘルスにとってはとても大切です。人によっては、ストレスが体や心にたまりはじめていても、なかなか気づかないことがあり、気がつけばうつや心身症になっていた…ということも少なくありません。自分に現れるストレスサインを知っておくことで、いち早く体や心からの警告に気づくことができるのです。

では、さっそく、あなた固有のマイ・ストレスサインを見つけていきましょう！　次の3つのステップに従って、セルフチェックをしてください。

ステップ1「過去・現在のストレス体験と自分の反応を思い出す」

まず、あなた自身のストレス体験を思い出しましょう。現在から過去にさかのぼって行き、自分にとって明

「マイ・ストレスサイン」のセルフチェックシート

過去・現在のストレス経験	精神面・行動面の変化	身体面の変化
(例) 3年前、サークルで大きなトラブルがあり、長引いた。	イライラして、怒りっぽくなった。その反面、自分に自信がなくなり、皆が自分を非難しているように思った。	食欲がなくなり、体重が減った。母によると、貧乏ゆすりがひどかったらしい。
(例) 24歳のとき、初めて病院で働き出した。	始めは新しい環境が新鮮で楽しかったが、緊張と忙しさでピリピリしていた。友人と会うのが億劫になった。	次第に疲労感が増えてきて、肩こりもひどかった。一人で食べる食事が味気なくて、食欲が減った。
〈記入欄〉		
〈記入欄〉		
〈記入欄〉		

一般的な心身のストレス・サイン

精神面・行動面
・漠然とした不安、落ち着きがなくなりそわそわする。
・怒りっぽくなる、イライラする。または、涙もろくなる。
・他人に敵意を感じやすくなる。けんかっぱやくなったり、批判的になる。
・興奮しやすくなる、自分らしくなくはしゃぎすぎる。
・他人に嫌悪感や恐怖感を感じる。会うのが億劫になる。
・強迫観念や心配癖の出現。例えば、鍵を閉めたかどうか、目覚まし時計をかけたかどうかなど、何度も不安になって確かめてしまう。
・楽しさや、嬉しさが感じにくくなる。笑顔が減る。
・物事に集中できない、作業や仕事、勉強の能率が落ちる。
・被害的になってしまう。自信がなくなる。例えば、物事が上手く運ばないのは、自分のせいだと感じる。周りの人が自分を非難しているように感じてしまう。
・仕事、趣味、遊び面でのやる気や興味の低下。今まで楽しかった趣味や遊びが面白くない。愛読誌や新聞を読みたくなくなるなど。
・甘いものやタバコやコーヒー、酒などの嗜好品が、急に増える。

身体面
・筋肉の緊張が強くなる。症状としては、肩こり、腰痛、頭痛がひどくなるなど。
・下痢や便秘、胃もたれ、胃痛、腹痛など消化器系の異常が出る。
・疲労感、倦怠感の増強。一晩寝ても、疲れがとれないなど。
・寝つきが悪くなる。夜中や早朝に目覚める。熟睡できない。逆にいくら寝ても起きられないなどの、睡眠変化。
・過剰な食欲が出る、もしくは、食欲が出ない。体重の急激な増減。
・食べ物のおいしさが感じられなくなる。食事が楽しくない。
・風邪を引きやすくなる。
・高血圧やアレルギーなどの持病の悪化
・性欲が著明に減退する。
・めまい、耳鳴りが出現する。
・原因がないのに、頻尿になる。

らかなストレス状態だったことを書き上げてみましょう。辛いことや悲しいことなどのほかにも、入学、卒業、就職などの大きな人生イベントもあげてみてください。そして、セルフチェックシートの例にならって、そのときの状況を分析していくのです。

それぞれのストレス状態にあったとき、心や体に、何らかの変化はありましたか？　可能な限り、そのときの心身の状態を思い出してみてください。

この作業をするにあたっては、右ページの表「一般的な心身のストレスサイン」を参考にしながらセルフチェックしていくと、記憶がよみがえりやすいと思います。この表には、ストレスを感じたときの生体に起こりがちな一般的な変化を、精神・行動面と、身体面に分けて列挙してあります。もちろん、これ以外にも、あなた特有のサインに気づいたら、どんどん書き上げていってください。

ステップ2「客観的な意見を収集する」

続いて可能ならば、あなたがストレス状態に陥ったとき、どんな反応を示しているかを、家族や、親しい友達など、信用できる第三者に教えてもらいます。「私が～のとき、どんな感じだった？」「いつもと違ったところがあった？」「体調や気持ちに何か変わりがあった？」などと、尋ねてみるとよいでしょう。

自分自身の感覚だけではなく、客観的な他人の目は、非常に有用です。**あなたが想像する以上に、身近な人たちはあなたの変化を感じています**。一度、自分がピックアップした過去の体験を示して、どんなふうに変化していたか、尋ねてみる機会をもちましょう。

ステップ3「ストレス日記をつける」

これから一年間ほど、簡単なメモでいいですから、自分自身のストレス日記をつけてみましょう。自分自身が、通常とは違った刺激を受けたときや、大きな変化に直面したとき、気持ちや体にどういった変化が起こるかを記録してみます。今までとは違った視点で自分を見つめることができ、新たな発見が期待できます。

以上の3つのステップを利用して、自分の心と体に現れるマイ・ストレスサインを明らかにしてみてください。

このサインを自覚せず、ストレス状態に気づかないで心からエネルギーが流れ出すままにしておくと、次第に何事に対してもエネルギーが出せなくなってきます。仕事のパフォーマンスも下がりますし、集中力も低下しやすくなります。やる気や、よいアイデアも生まれにくくなり、マイナス思考に陥りがちになります。その結果、対人関係が悪化したり、仕事でミスをしたりと、新たなストレスを上乗せすることになり、まさに「負のスパイラル状態」となってしまいます。

そういった状態に陥る前に、自分の心や体からのストレスサインを自覚しましょう。そして、**早めに対処し、自分で自分をレスキューしてあげましょう。**

◇ストレスに強くなる生活習慣を身につけよう

同じような出来事が起こっても、心身にさほど影響を受けずに対処していける人と、眠れなくなったり食欲が低下したりと大きな影響を受ける人がいます。いわば「**ストレス耐性**」が高い人と低い人が存在するのです。これらの人の違いはどこにあるのでしょうか？

もちろん一般的に認知されているように、持って生まれた気質や幼い頃からの生育環境というものが大きな要因であることは紛れもない事実です。しかし私は臨床を経験する中で、それ以外に日々の生活習慣も少なからず影響していると感じています。

ここでいう生活習慣とは、睡眠、食事、運動といった体の健康を維持する習慣や、「**ワークライフバランス**」という言葉に代表される、仕事とプライベートとの良好なバランスを保つ習慣のことです。

一般に現代人は心と体は別物だと考える傾向がありますが、脳科学が発達した現在、心の大部分の働きが脳によって司られていることがわかっています。この脳というのは、体と同じように食事で栄養されていますし、適切な睡眠と運動によって調子が維持されています。そのため脳の元気をキープしようと思えば、おのずと体の健康を維持することが必要となってくるのです。

また仕事一辺倒ではなく、家族や友人との交流、一人で過ごす趣味や勉強時間など、さまざまな時間をバランスよく過ごすことで、心も体も適度な緊張とリラックスを繰り返します。この緊張とリラックスの適度なバランスこそが、まさに交感神経と副交感神経のバランス状態に直結しており、心身の調子を好調に維持できるのです。

こうした生活習慣は、自分さえ気をつければ明日からでも改善できるもの。研修医時代に最低限実行していただきたい**「ストレスに強くなる生活習慣」**を、ここでは3つのポイントに分けてお伝えしたいと思います。

ポイント①　心身に良いバランスの優れた食事をとる

繰り返しになりますが、心の大部分の働きを司っている脳は、体の一部分であり、すべてが食事で栄養されています。そのため心身の元気をキープするには、食事が非常に大切です。

たんぱく質、ビタミン・ミネラル、炭水化物に代表される栄養バランスのとれた食生活をコンスタントに続けていくことが、すなわちストレスに強い体と心を維持してくれるのです。

ところで、あなた自身は、栄養バランスのとれた食事をどのぐらい摂れていますか？　実は、**医学生が習う栄養学の知識は意外なほど乏しいのです**。そのためか、医者になってからも、乱れた食生活を続けているドクターが少なくありません。ここでは各栄養素の役割をレビューしながら、簡単に実践できる栄養バランス・キープのコツをご紹介していきましょう。

たんぱく質

若くて働き世代といわれている青年期・壮年期には、たんぱく質（赤身肉、魚、卵、大豆製品）、野菜（特に緑黄色野菜や海草）の豊富な食事を、３食しっかりと確保するようにしましょう。たんぱく質には疲労を回復するために不可欠なアミノ酸がたっぷり含まれています。もちろん体力を維持するためにも、筋肉や免疫物質、血液などの原材料であるたんぱく質は欠かせません。

また、脳の根本的な栄養源となっているのも、たんぱく質です。たとえばトリプトファン、チロシン、グルタミンなどのアミノ酸は、感情や思考を作り出すセロトニンやドーパミン、ＧＡＢＡ（γアミノ酪酸）などの神経伝達物質の主原料であることがわかっています。セロトニンは、冷静な思考力をつくる神経伝達物質、ドーパミンはやる気や行動力に関与する神経伝達物質、ＧＡＢＡは興奮を抑制する神経伝達物質です。

特にストレス時には、たんぱく質の構成物質であるアミノ酸が多く消費されるといわれていますので、ココロ充電地のエネルギーレベルが低下したりストレスサインが出ている時ほど、十分な補給が必要です。これらのことからもわかるように、たんぱく質が不足した食生活を続けていると、おのずと体力も気力も精神的安定性も低下してきます。

基本的に成人男女が一日に必要なたんぱく質は、50ｇとされています。ただし、これは肉50ｇ、魚50ｇというわけではなく、純粋なたんぱく質だけにした正味量です。そこで、研修医も含めた働き世代が摂取したいたんぱく質の量の目安としては一日3～4単位（1単位は80キロカロリー）。つまり手のひらに乗るぐらいの量を３つ分以上は食べていただきたいのです。手のひら1つ分とは、赤身肉なら60～80ｇ、魚なら大き目の切身一つ、卵は一個、納豆ならパック大一つ、豆腐なら半丁程度に相当します。

ファーストフードやコンビニ食品に依存し、良質なたんぱく質を充分量とれていない人が増えています。医師の中にも、食事を医局でカップラーメンや菓子パンだけですませたり、うどんやそばといった炭水化物メニューにしたりと栄養バランスを欠く人が多々います。心身の体力をつけるために、たんぱく質は不可欠だということをしっかり認識しておきましょう。

肉や魚というとカロリーを気にする人もいるのですが、**たんぱく質は低脂肪のものであれば、むしろ炭水化物食品よりカロリーが低いものがほとんどです。**脂肪分の多い部位を避け、高脂肪な揚げ物等の油料理ではなく、焼く、蒸すなどのシンプルな調理法で、たっぷり摂取すれば、肥満のもとにはなりません。

糖質・炭水化物

ご存知のように、ブドウ糖は脳の唯一のエネルギー源です。そのためストレスがかかると脳が疲労感を覚え、ブドウ糖の即効的供給源となる炭水化物や糖質が欲しくなってきます。

このことからも、ココロ充電池のエネルギーが低下してきたときには、ご飯やパン、麺などの炭水化物は控えることなく、きちんと摂取して、脳にエネルギーを送ってあげましょう。糖質を控えるダイエットが流行していますが、こうしたダイエットは一時休止することが必要でしょう。

ただし、注意していただきたいのが、砂糖がたっぷり入った甘い物。砂糖の過剰摂取は、血糖値を急上昇させたあと、急下降させます。そのことでイライラや不安感、倦怠感が増強する原因になると指摘する研究者が増えています。これは、ご飯やパン類、麺類だけを単品で多量摂取した時にも同様です。**ストレスで疲れているときほど、甘い物は少量にとどめ、炭水化物だけを取り過ぎないようにすることが大切です。**

また、アルコール類、コーヒー、紅茶、栄養ドリンクなどのカフェインが入った飲料なども、脳を一時的には興奮させたり脱抑制させて気分が良くなるかもしれませんが、確実に後から疲労を倍増させてしまいます。よってストレス時は控えめにしたほうが良いでしょう。

研修医時代は若さにまかせて飲み会に繰り出すことも多いでしょうが、基本的に次の日が仕事である時は、アルコールは「酔わない程度」が無難です。酔うほどに飲んでしまうと、確実に次の日に倦怠感が増強してしまい、仕事の質は低下するでしょう。生命を預かる医師として、飲酒は自覚を持って自己管理していただきたいと思います。

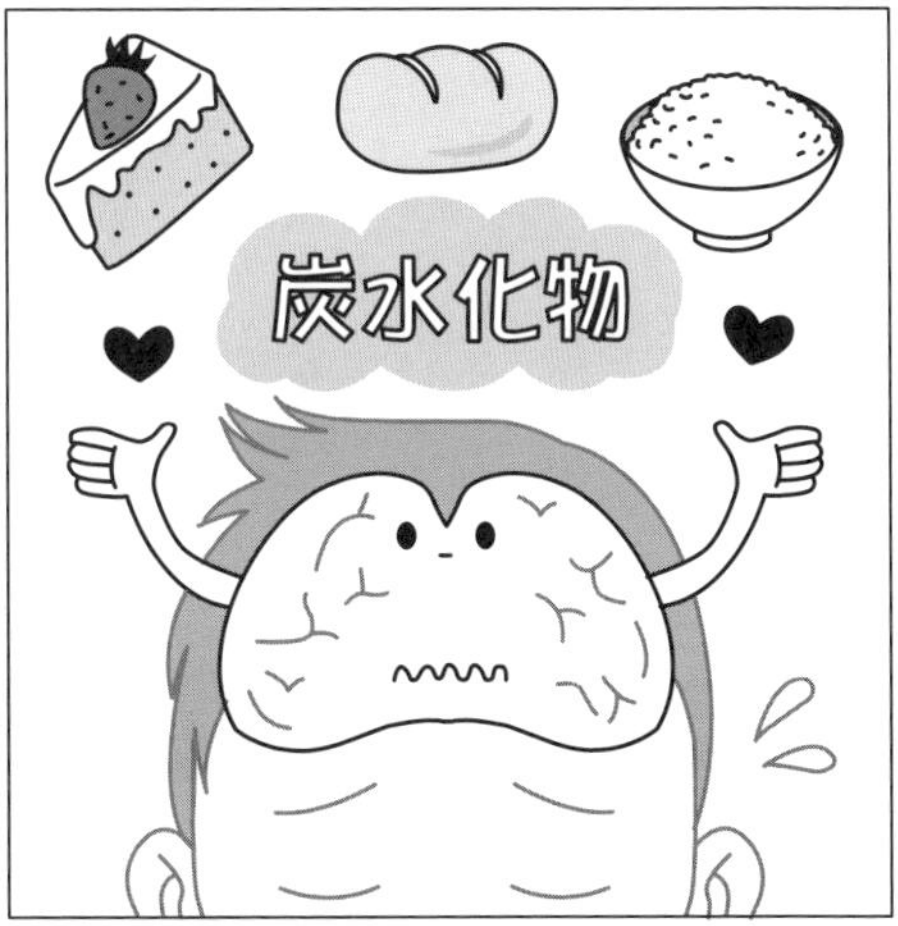

食べ過ぎは疲れた脳には逆効果

緑黄色野菜・海草・果物類

たんぱく質や炭水化物・糖質を生体が充分に消化・吸収し栄養として利用していくためには、ビタミン、ミネラルの働きが不可欠です。このビタミン・ミネラルを多く含むのが野菜、海草、果物類です。特にほうれん草、人参、ピーマン、ブロッコリーに代表される緑黄色野菜は各種ビタミンの宝庫です。また海草には、カルシウム、ヨードなどのミネラル類がたっぷり含まれています。

できれば毎食、緑黄色野菜中心の野菜をたっぷり、そして一日に一回はわかめ、もずく、メカブといった海藻類を、たんぱく質、炭水化物と一緒に摂取したいものです。

果物もビタミン・ミネラルを含みますので、一日に1～2個は食べたい食品ですが、果糖が含まれるためカロリーが総じて高めです。たくさん食べるとカロリーオーバーになるので、時間のない朝食や昼食、間食などに活用すればいいでしょう。

オススメ・外食の食べ方&レシピ

ストレスに関連した栄養の知識がついたところで、次に具体的な食べ方を考えていきましょう。どうしてもコンビニやファーストフードなどの外食に頼らざるをえない方のための参考にしていただければと思います。

①カップ麺、菓子パン、弁当などコンビニ食品ですませるときは、生野菜サラダ、りんごやバナナなどの果物をプラスする。加熱に弱いビタミン類の摂取を考えると、加熱処理した惣菜類よりも、これらの生食が効果的です。これらは、同じコンビニ店内に売っています。もし手に入らなければ野菜ジュースでもいいでしょう。また、麺類、パン類、おにぎりなどの、たんぱく質が不足しているメニューのときには、同じ店内で手に入るゆで卵やチーズ、かまぼこ、ソーセージ、おでん（練り製品、卵、厚揚げ）などを利用しましょう。

②うどんや蕎麦、カレーなどの軽食ですませるときは、具にたんぱく質（卵や油揚げ、にしん、肉）などがたっぷり乗ったものを選ぶ。あれば野菜の小鉢やサラダを一品追加する。店になければ野菜ジュースをあ

とで飲んでおくとよいでしょう。

③外食で肉や魚のメインディッシュのある定食メニューを頼むと、たんぱく質と糖質と脂質にかたよりがちとなります。ファミレスや喫茶店では、野菜サラダや野菜ジュースをプラスしましょう。

④飲み会には居酒屋がおすすめ。脂っこくない刺身や焼き鳥、冷奴などの良質なたんぱく質メニューが豊富です。大抵の居酒屋ではサラダが注文できますし、ししとうの素焼き、野菜炒めなどの野菜メニューも比較的豊富です。すし屋などでサラダが手に入らない場合は、もずく酢やきゅうりの酢の物などをプラスするとよいでしょう。刺身のつまも、立派な大根サラダですので残さず食べてください。

⑤りんごやみかん、バナナをカバンや机の中に常備しておいて、野菜が不足しているメニューのあとのデザートや、手軽な間食として食べましょう。野菜ジュースもデスクやカバンに常備しておくと、手軽に野菜不足を補えます。

⑥ストレス時には、たっぷりの緑黄色野菜と、ウナギやレバー、あさり、牡蠣、はまぐりなどの貝類（疲労回復に有効なタウリンやビタミンAなどが豊富）、油を控えた豚肉料理、さば、さんま、いわし、あじ、ぶりなどの青魚料理を意識してチョイス。たんぱく質・ビタミン・ミネラルリッチな食事を取りましょう。海草や乳製品でカルシウム、マグネシウムをプラスすれば、さらに完璧です。

総じて医師は多忙であり、意外と栄養学にうとい人もおり、食生活が乱れている人が多いというのが現状です。体の健康のみならず、心の安定のためにも、改めて自分の食生活を見直していただけたらと思います。そして、ストレスに凹みにくい心身両面からの健康づくりを常に意識してください。

ポイント② 睡眠は平均6時間以上をキープする

あなたは睡眠時間を一日何時間とっていますか？　若い研修医のころは無理がきくために、つい夜が遅くなりがちです。睡眠不足のまま翌日の仕事に向かう研修医も多いのではないでしょうか。

しかし、**必要十分な睡眠時間は、心身のパフォーマンスを保つために絶対不可欠なファクターです。**睡眠をとって体と脳を休めなければ、心身の疲労回復は不可能です。睡眠不足が続くと、脳は疲労を回復できないため、前向きな思考やアイデアが浮かびにくくなるし、精神状態も悪くなります。

あるデータによると、睡眠時間が6時間以下のグループでは、6時間以上のグループと比べて、明らかに作業能力や集中力が低下していたそうです。

高度な精神的・知的ストレスにさらされる医療者は、脳を休めなければなりません。平均睡眠時間が6時間になるように、寝不足だった次の日は必ずたっぷり睡眠をとっていただきたいと思います。以下に良質な睡眠をとるためのアドバイスを記しました。ぜひ参考にしてください。

まずは朝日を浴びる時間に起床する

朝日を浴びるとメラトニンの分泌が抑制され、かわりにセロトニンがどんどん合成されはじめます。疲れているからといって、昼過ぎまで寝ているのは逆効果。朝日が浴びられる10時ごろまでには、とりあえず起床しましょう。寝足りなければ、昼寝をするか、夜早く寝ればいいのです。

昼寝は1時間以内、できれば午後3時ごろまでにとる

休みの日など、疲れがたまっていると、うつらうつらしがちですよね。でも、昼寝を長くしすぎると、昼夜逆転現象が起こり、夜が眠れなくなってしまいます。

前夜、寝不足の場合は、昼寝も良い疲労回復の手段ですが、「1時間以内・午後3時まで」を心がけてください。足りない分は、早くベッドに入る「早寝」で解決できます。

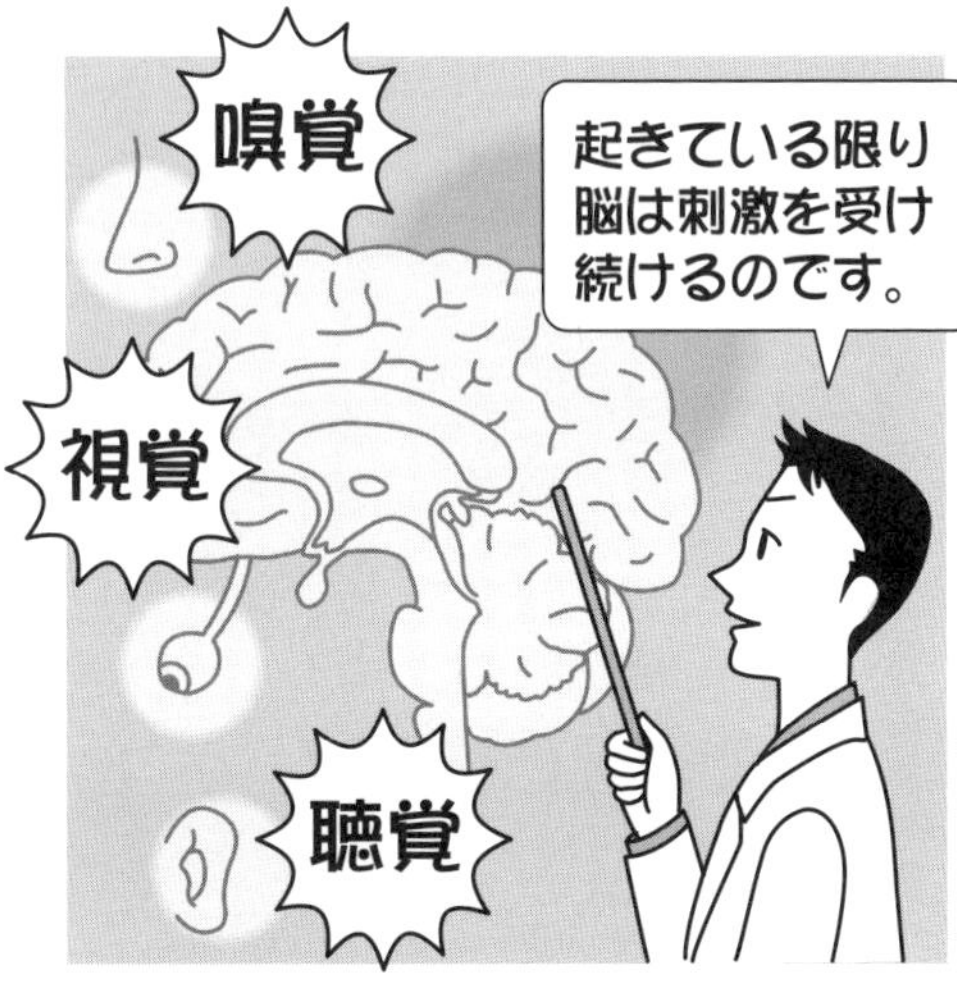
嗅覚
起きている限り
脳は刺激を受け
続けるのです。
視覚
聴覚
脳を休ませる唯一の手段は・・・

夜は睡眠モードに意識的に切り替える

交感神経が興奮していると、なかなか眠気がやってこず、また眠りも浅くなりがちです。睡眠予定時刻の2時間前ぐらいからは睡眠モードと考え、リラックスできる雰囲気を意図的に作っていきましょう。

入浴は相対的に交感神経の働きが高まりますので、睡眠モードに入る前に済ませておきましょう。熱いお湯ほど交感神経が活発になるので、ぬるめのお風呂がベストです。

精神を高ぶらせるような電話や本、テレビやビデオなどは、睡眠モードに入ってからは、ご法度です。リラックスできるようなBGMをかけたり、ゆったりとアロマをくゆらせたり、雑誌をぱらぱらとめくるといった、頭を使わないで気軽に楽しむ、休息できるようなことをやるようにしましょう。部屋の光も明るすぎないものを選び、生体に夜がきたことを知らせてください。

また睡眠モードに入ってからは、食べることはやめましょう。ハーブティーなどのノンカフェインの飲み物ぐらいがいいでしょう。一般的には、夕食は睡眠前2時間までに済ませておくのがベストです。消化吸収のために内臓が動いていると、良質な睡眠が得られません。悪夢を見ることの多い人は、寝る直前に何か食べていないかどうか、チェックしてみてください。

寝る前のアルコールは絶対に控える

昔、睡眠導入のために盛んに行われていた寝酒ですが、これは全く逆効果であることがわかっています。アルコールは、すべての睡眠の質を悪くして、浅くしてしまいます。

頭がボーっとするので、寝入りは良くなるかもしれませんが、睡眠が浅くなり、中途で覚醒したり、早朝覚醒してしまうという悪影響が大なのです。ストレスが大きい人ほど、寝る前のアルコールは控えるようにしてください。

ポイント③　心のエネルギー源をたくさん持とう

あなたは、心のエネルギー源をたくさん持っていますか？　セルフサポートコーチングでは、ココロ充電池にエネルギーを供給してくれる源を、次の５種類に分けて考えることを提案しています。

①仕事からのエネルギー源
②プライベートな人間関係からのエネルギー源
③心身の健康からのエネルギー源
④自分のための時間からのエネルギー源
⑤経済面（お金、資産など）からのエネルギー源

実は、心の体力がある人というのは、この「５種類のエネルギー源」をバランスよくキープしている人が多いのです。つまり一か所からではなく、いろいろな所からエネルギーが常に流入してくるので、ココロ充電池が枯渇しにくいというわけです。⑤の経済面があることを意外に思われるかもしれませんが、ある程度経済的に安定していないと、「お金のために仕事を休めない」「お金がないため、栄養バランスの良い食事ができない、余暇が楽しめない」などといった心身に無理をかける不健康な状況が起こってきます。そのため、ある程度、安心できる範囲のお金や資産も必要というわけです。

では、早速あなたの「5種類のエネルギー源」をチェックしてみましょう。
次の5つのエネルギー源別に、あなたの感じる満足度（または充実度）を10点満点で自己採点してください。すべて自分の直感で採点していきます。

1. 仕事に満足しているかどうか？

現在の自分の仕事の内容や充実感、環境、職場での人間関係などを含めて総合的に判断してください。

⬇ あなたの満足度（　）点

2. プライベートな人間関係（家族や友人との関係）は充実しているか？

仕事を抜きにした他人との人間関係が、どのぐらい満足できているかということで判断します。家族、仕事の絡まない友人、地域コミュニティーなどの人間関係で判断してください。

⬇ あなたの満足度（　）点

3. 心身の健康状態は良好か？

心身両面からの健康状態を考えます。自分の現在の状態が、満足できているかどうかでご判断くださ

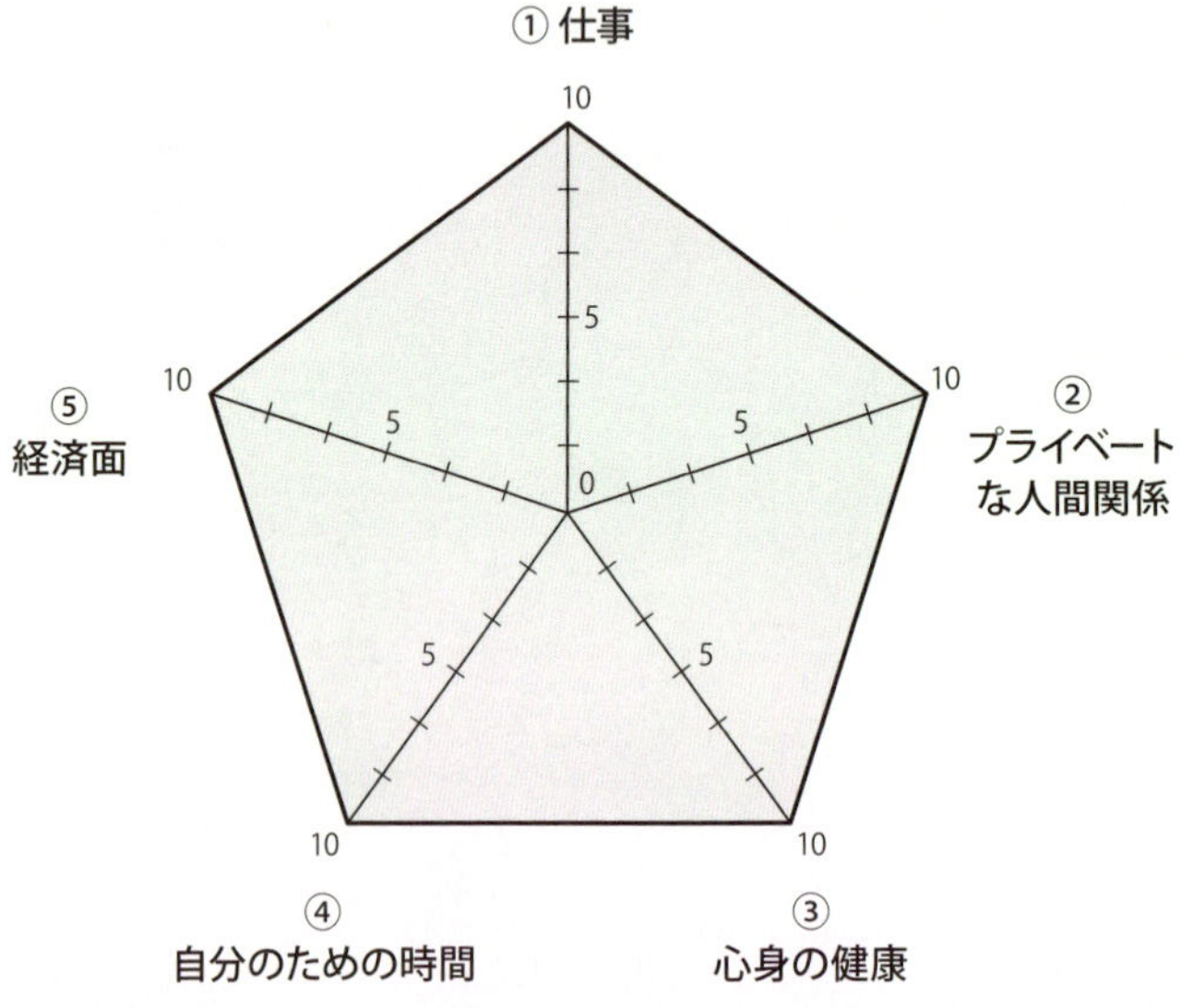

い。虫歯があるのに治療に行けていない、健診をさぼって数年チェックしていない、などの場合も、当然満足度は低くなります。

➡ あなたの満足度（　）点

4．自分自身のためのプライベートな楽しみを持っているか？

他者の存在があまり関与しない自分自身のための趣味や余暇、勉強の時間に、どれぐらい満足できているかで判断します。

➡ あなたの満足度（　）点

5．経済状態は安定しているか？

自分の経済的状態を考えます。収入、支出、貯蓄状況などの満足度を総合的に判断して考えてください。

➡ あなたの満足度（　）点

いかがでしたか？　もし、すべての項目に7点以上がついたならば、あなたのエネルギー源は今のところ偏りなく充実して機能していると思われます。どれかの項目に5点以下がついたならば、そのエネルギー源が弱いということになります。点数が少ない項目が多ければ多いほど要注意状態と考えてください。

ある項目にばかり、満足・充実度が偏った生活は、その項目に人生のエネルギー源を依存しすぎているということです。ですので、その項目に何かストレスが生じ、エネルギーが供給されなくなると、ココロがたちまち充電切れになってしまいます。他の項目からのエネルギー供給源が枯渇しているために、すぐエネルギー不足となってしまうのです。

もしあなたの充電源に点数の低いものがあるならば、早速今日から、改善していきましょう。難しく考えなくてもいいのです。自分のための時間の満足度が低い方は、予定を入れない休みを確保して気ままにすごしてみる。経済的な満足度が低い方は、とりあえず給料から一万円の天引き貯金をはじめてみる。仕事の満足度が低い方は、満足するための理想の状態とは何かを具体的に書き出してみる。そんな小さな生活の改革が積もり積もって大きな改善に結びついていきます。

昨今「**ワークライフバランス**」という言葉を耳にする機会が増えましたが、私は、良いワークライフバランスとはこの5項目の心のエネルギー源をバランスよくキープしていることだと思います。多少ストレスがかかっても凹まない。落ち込んでも、すぐに元気を回復する・・・ストレスに打たれ強い人には、「**心のエネルギー源をバランスよくたくさん持っている**」というほぼ共通する特徴があるのです。

仕事一辺倒でなく、趣味を楽しむ時間を持ち気分転換できる。家族や友人関係も良好で、仕事で行き詰っても援助や励ましがもらえる。経済状態も安定しているため、無理な仕事の仕方をしない。心身の健康にも気を使っているためスタミナがある。そんなワークライフバランスの良い人こそ、ストレスに対する耐性の高い人だといえるでしょう。

研修医が終わると、今度は結婚などの重要なライフイベントがどんどん訪れる年代に入っていきます。結婚し、子供が出来るとますますワークライフバランスを上手にキープすることが大切になってきます。今のうちから、心の充電源のバランスに気を配る習慣をつけて、有意義な医師生活をクリエイトしてください。

◇仕事へのやる気を引き出すセルフ目標達成法

研修医生活は山あり谷あり。やる気に満ち満ちているときもあれば、ともすれば仕事に対する意欲や目標を見失うこともあるでしょう。自分の意に染まない仕事や異動を命じられて、まったくやる気がおこらないといった事態にも遭遇するかもしれません。あるいは新しい仕事や役割を打診され、それを引き受けるかどうかの決断に迷うこともあるでしょう。

そんなときに、ぜひ今からお伝えするセルフ目標達成法を活用していただきたいと思います。そもそもコーチングは、他の人の目標達成や自己実現をサポートするためのコミュニケーション法として誕生してきた理論です。したがって、その手法を使えば、自分自身の目標達成にも活用できるというわけなのです。

私の提案するメディカルサポートコーチングでは、誰でも簡単にセルフで活用できるように、コーチング的目標達成法を3ステップにまとめています。もちろんこの方法は、自分自身の目標達成だけではなく、患者の闘病サポートや、スタッフに対するモチベーションアップ法として使えますので、ぜひ機会があれば活用してみてください。

では早速、メディカルサポートコーチングにおける3ステップ法を、まずは山登りに例えてざっとご説明しましょう。

第1ステップ　「マイ・ゴールの設定」

このステップは、登りたい山の頂上を具体的に決定する作業です。まず、どの山に登るか（目標地点）、なぜ、その山に登りたいのか（動機）を明らかにしなければ、行動を起こすことはできません。このステップでは目標地点のクリアな設定と、動機づけを行っていきます。

第2ステップ　「マイ・アクションプランの設定」

登りたい山の頂上が決定したならば、このステップではそれに対する自分の現在位置を把握します。そして、どんなルートで何を準備して登山するのかという具体的な行動計画を立てていきます。つまり自分とゴールのギャップを把握し、その距離を縮めていく計画をたてるのです。ゴールの頂上まで達するために必要な物、人、時間、空間などを検討して用意をし、行動する内容を計画します。

第3ステップ　「行動をサポートする」

登りたい山の頂上（マイゴール）が決まり、具体的な登山計画（アクションプラン）が決まると、当然、登山（行動）が始まります。しかし登山は山あり谷あり。いつ挫折するかわからないですよね。諦めないで頂上に達するまでサポートしていくことが、最終ステップとなります。ここではそのサポートシステムを作っていきます。

３ステップ法の概略を、登山のイメージで紹介しました。それぞれのステップについて詳しく解説をしていきましょう。

ステップ① マイゴールの設定

第1ステップで重要なことは、とにかく目指しているゴールをクリアにイメージできるようになることです。当たり前のことですが、あらゆる目標には到達したい目的地・ゴールが存在します。

まずゴールの前に「マイ」がつくことに、注目してください。

コーチングは、自主性を大切にするコミュニケーション法です。**自主性を最大限に引き出すことで、気力・行動力が生まれる**と考えられています。そのためゴールの設定にも、「自分が本当に達成したいと思うマイ・ゴール」を設定しなければなりません。

誰しも経験があると思いますが、他人の設定したお仕着せのゴールでは、本当の力強い行動力や継続力は出せません。あなた自身のゴールも、本当にあなた自身が到達したいと強く願う「マイゴール」であらねばなりません。もちろん患者の闘病計画に関しても、その人が心から賛同したゴールである必要があります。チーム医療においても、組織としてのゴールだけではなく、スタッフひとりひとりが本当に達成したいと思えるマイゴールが必要となってきます。

マイゴールをクリアに具体化しながら設定して行くコツとしては、次のような事柄を参考にしてください。

まずは、強い動機とやる気を引き出す

マイゴールを見つけて設定していくためには、まずその事柄に取り組もうとする「やる気」を持たなければなりません。山登りをしようと思わないと、いくら山登りを勧められても、登りたい山頂を決定することはできませんよね。まずあなた自身が「山登りに参加してみたい」と思うことこそ、マイ・ゴールを導き出す第一歩なのです。

そのためには、自分にとって、この事柄と取り組むことがなぜ必要なのかを明確にすることが大切です。

例えば学会の症例報告ひとつとっても、あなた自身が「なぜこの症例を学会に報告しなければならないか」を明確に認識すればするほど、目標達成へのエネルギーが高くなります。

「指導医にしろと言われたから」という漫然とした動機ではなく、「この症例を報告することで、同じような状態の患者さんの治療を有効に進めることができる。また症例報告を経験することで、自分自身のプレゼン能力のアップにもつながる」などと、自分自身への動機、意義付けができている人のほうが、やる気が出るし成果も上がるのです。

スタッフに対しても同様です。例えば患者の減量指導というテーマに取り組む際、それぞれのスタッフ自身がどうしてこの患者の減量をサポートしなければならないかを明確にしているほど治療効果が出やすくなります。「ドクターに指示を出されたから」という事務的な動機ではなく、「この患者は標準体重になることで糖尿病が改善して、より健康的に生活できるようになる。自分はそれを運動の面からサポートするという役割を持っている。このサポートが成功すれば、自分の理学療法士としての自信になる」などと、しっかりした動機付けができていると、スタッフの行動力や、やる気も上がっていきます。

こうした動機付けを明確にし、やる気を高めていくためには、次のようなコーチングスキルを意識していきます。

スキル 『メリット、デメリットを具体化する』

動機付けをクリアにし、やる気を高めるためには、まずその事柄に取り組むための「個人的なメリット」を、自覚しなければなりません。ここで注意していただきたいのが、「個人的な」という言葉です。組織のため、仕事だから、といった大雑把なメリットではなく、あなた個人にとって、どんなメリットがあるのか？を明らかにしていくことが大切です。

人間は、自分自身に本当にメリットがあるとわかると、やる気は自然に高まってくるものです。そのため個人レベルに落とし込んだメリットを探していくことが必要になってきます。

一方で、デメリットも明らかにしておくことが大切です。デメリットに対する恐れや不安を解消することは、大きなやる気のアップにつながっていきます。

そこでこのスキルを使うときには、その物事に取り組むための個人的なメリット、デメリットを思いつく限り挙げるという作業を行います。

たとえば、次のようなオープン型質問を自分自身に投げかけてみましょう。

「そのことを自分が成し遂げるメリットは何か？　どんな些細なことでもいいので、あげてみよう」

「逆に、そのことに取り組むデメリットは何か？　感じるままにあげてみよう」

お勧めは、白紙の真ん中に線を引き、左にメリット、右にデメリットと書いてどんどん書き上げていくこと。頭の中で考えているより、紙に書いた方が頭の中の整理になりますし、堂々めぐりを防ぐことができます。

あなたが個人的なメリットを沢山発見することができるほど、それに比例して、やる気は高まっていくはずです。人間は、はっきりしたメリットがあれば、少しぐらいのデメリットがあっても、やってみたいと思う傾向があるからです。またデメリットがクリアになれば、その物事に取り組む前に感じる漠然とした不安や恐れが解消され、やる気が出てきます。

この「メリット・デメリットを具体化する」スキルに基づいて挙げられた個人的なメリットこそが、その行動の目標となる、「マイゴール」となるのです。「私は、○○というメリットを得るために、○○をする」というマイゴールが見つかれば、人はやる気も行動力も出すことができるのです。

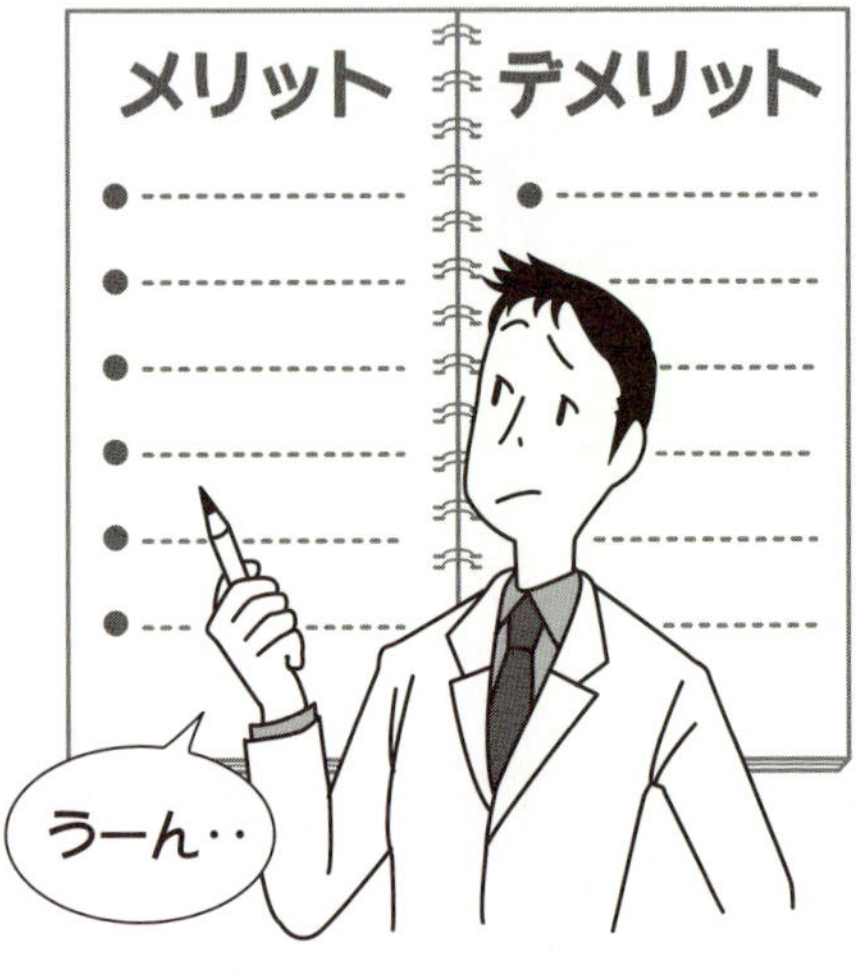

行くべきか、行かざるべきか

マイゴールを魅力的に具体化する

メリットを具体化し「マイ・ゴール」が設定されたところで、次に行うことは、さらにゴールを魅力的に具体化していくことです。山登りでも、山頂から見える景色の素晴らしさや、登頂時の爽快感が具体的に想像できればできるほど、頑張る意欲が湧いてきますよね。これはあらゆる目標についても同じこと。マイゴールを達成したときの素晴らしさを具体的に想像できればできるほど、その達成率は飛躍的にアップしていきます。

では、そのためのスキルを紹介しましょう。

スキル　**『イメージング』**

イメージングというのは、自分がマイゴールに辿り着いた姿を詳細にイメージすることです。マイゴールを達成した姿を具体的に描ければ描けるほど、それに対する行動意欲がさらにアップしていきます。

スムーズなイメージングを成功させるコツは、「**ビジュアル化**」と、「**モデリング**」という、2つのポイントから行っていくことです。


まず「**ビジュアル化**」について。

メリットを達成した自分の姿を、まるで映画のワンシーンのような、鮮明な映像としてビジュアル化することを試みてください。自分自身に次のような質問を投げかけてみましょう。

「そのゴールを達成した私は、どんな気分だろうか？」

「ゴールを達成したとき、私はどんな言葉を発するだろうか？　そのときの表情は？　感情は？」

「ゴールを達成したことを、誰に一番先に報告するだろうか？　その人は、何と言ってくれるだろう？」

「ゴールを達成した自分の生活は、どんな風に変わるだろうか？　どこで何をしている？　今と違うところは？」

「ゴールを達成した後、私はどんな人と付き合っているだろう？　そのとき着ている服は？　目に映る周りの風景は？」
「ゴールを実現したら、周りの人はどんな反応を示すだろう？　具体的に名前を挙げて想像してみよう」
「その反応をみて、私はどんな気分になるだろうか？」

このような質問を行うことで、映画のワンシーンのようなビジュアルな映像として、詳細なイメージを持つことが可能になってきます。コーチングでは、マイゴールが鮮明になればなるほど、ますます「実現したい」「そんなふうになりたい」という意欲を高めることができると言われています。

コーチングの源流の一つである成功哲学では、「物事を成功させたいと思ったら、成功する前から、成功した暁の自分や環境を詳細にイメージしろ」と異口同音に語られています。ぜひあなた自身のイメージを鮮明にふくらませる作業を行ってみてください。

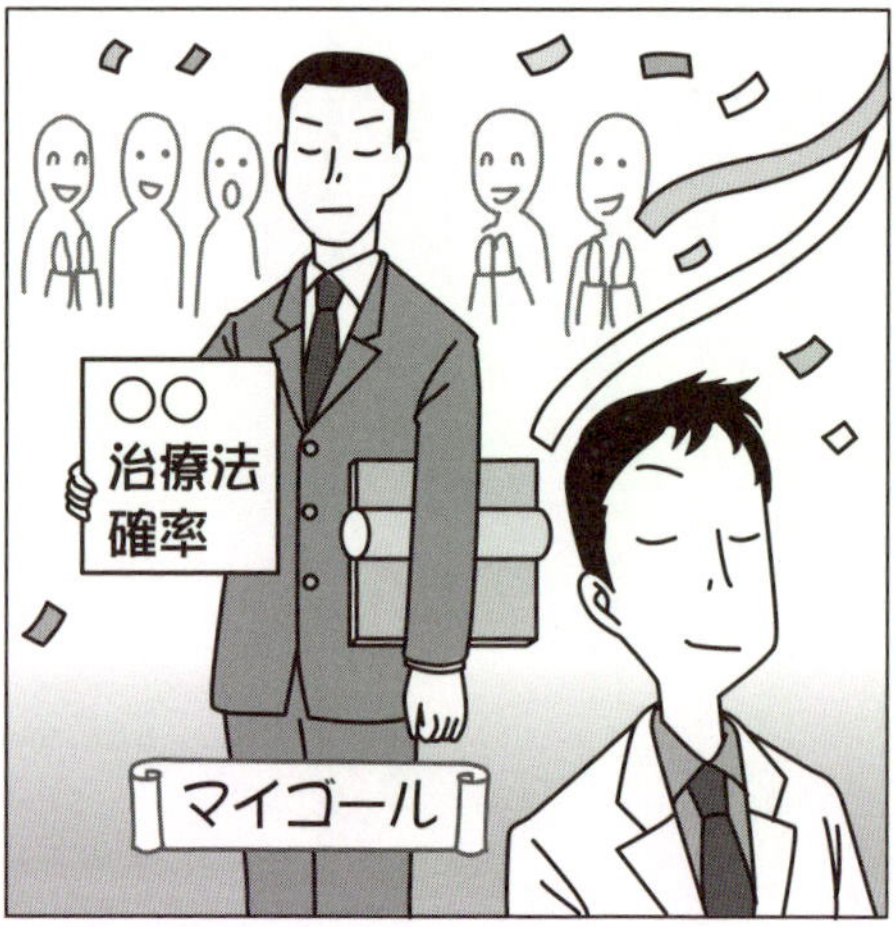

成功のイメージ

他人に対してイメージングを行う場合は、直接口頭で質問しながら、イメージをふくらませてもらいます。あなたは、相手の想像する未来の姿に、大きくペーシングしながら共感していくと効果がアップします。相手が言ったイメージに、批判的や否定的なことは絶対に言わないこと。批判や否定をした時点で、相手のイメージは破壊されてしまします。ブレインストーミングのつもりで、どんどん語ってもらうことが大切です。

スキル 『モデリングする』

ビジュアル化と並行して行ってもらいたいのが、「モデリング」というスキルです。

これは名前のとおり、マイゴールを達成している実際のモデルを設定するという方法です。自分があげたメリットをすでに実現していると思われる人物、理想像を見つけると、イメージングがさらに強化されていきます。

モデルは身近な人のほうがおすすめです。すでにあなたが目指すゴールを実現している身近な先輩や知人がいれば、その人をモデルに設定してください。マイゴールの種類によっては、テレビなどに出てくる有名人、歴史上の人物、架空の物語上の人物なども、モデルとして設定可能です。

モデルを設定したら、次のような作業を行って、さらにモデルを具体的に分析してみましょう。

①モデルが身近な人の場合、実際にインタビューしたり、知っている人に詳しく聞いてみる。

(例) 自分が目指している資格をすでに取得している先輩医師に、その資格を取ってどのようなメリットがあるか、などを実際にインタビューしてみる。

②身近な人でない場合は、その人について調べてみる。

(例) 海外の研究施設への留学を希望しているが、身近にはそこに留学した知人がいない。インターネットで、その施設に留学した経歴のある人の現在の様子について調べてみる。

③モデルとの差を、列挙してみる。そしてできるだけモデルの真似をしてみる。形から入ることも、目標達成の上では非常に効果的である。

（例）患者さんに人気のあるO医師をモデルに設定したYさんは、O医師との違いとして、柔和な表情、落ち着いた声のトーン、自分よりゆっくりしゃべるという違いを発見した。早速、Yさんはそれを真似し始めた。

マイゴールを毎日意識化することで、意欲を継続させよう

ビジュアル化とモデリングを行うことで、マイゴール達成のイメージが、より鮮やかに浮かび上がってくるようになります。この導き出された魅力的なマイゴールは、そのままにしておかずに、毎日意識化することが大切です。目標を立てただけでは、当初のやる気や意欲の高まりも、日々の生活の雑事に追われているうちに次第に弱くなっていくもの。**やる気や意欲を常に継続していくことが、物事の達成には不可欠なのです。**

頭の中に常にマイゴールを刷り込んでおくためには、マイゴールを紙に書き留めて毎日読む、イメージ通りの写真や絵があるならば壁に貼って毎日眺める、といった工夫が必要です。

手帳を毎日見る人ならば、手帳の背表紙の内側にマイゴールを貼り付ける。もしくは、毎日、絶対に目に入るところ（洗面所の鏡の横や、部屋の扉など）へマイゴールを大きな紙に書いて貼り付けるといった方法も効果的です。

このように毎日マイゴールを意識化していくと、どんなときでも脳に刷り込まれているために、やる気や意欲が継続しやすくなります。

ステップ② マイ・アクションプランの設定

マイゴールがクリアに設定できたら、次に行うステップは、アクションプランを作るという作業です。これは、マイゴールが目指す山の頂上だとすると、その登山ルートを計画する作業にあたります。頂上攻略のために、どうやって登山を進めていくか？ ルートは？ 用意するものは？ という具合に、どんどん具体化していきましょう。

当然ながら、このアクションプランの設定も「マイ・アクションプラン」でなければなりません。一般論や他人の方法ではなく、**あなた自身の好みや体力、ライフスタイル、行動パターンに合った方法で、プランをつくらなければ、継続していくことは難しい**からです。

ダイエットを例にあげると、走るのが苦手な人に、「毎日ジョギングして痩せましょう」というアクションプランをたてても長続きしませんよね。英語が苦手な人が、上達のためにと、ネイティブが読むような新聞を毎日読むというプランをたてても無理があります。

これらからもわかるように、ひとりひとりの個性、好みをコーチングで引き出し、マイゴールに向かう最適なマイ・アクションプランをたてることが、行動を継続するためには必須です。ここでは、そのためのコーチングアプローチを、紹介していきます。

現在の自分から、ゴールまでの距離を把握する

マイ・アクションプランを立てるために、まず必要なことは、現在の自分と、ゴールまでの距離を把握することです。今、自分が立っている地点と、目標とする頂上までに、どのくらいの距離があるのかを理解しないことには、具体的な登山計画は立てられません。

この作業をするためには、次の「数値化する」というスキルを使っていくことをおすすめします。

スキル『数値化する』

物事を達成するときには、あとどれぐらい頑張ればゴールに到達できるのか？　という具体的な指標があれば、わかりやすいですよね。しかも、その指標が、「もう少し頑張れ」とか「もっといっぱい努力しろ」といった抽象的なものより、「あと何%アップするまで」とか、「あと○点プラスしよう」といった具体的な数値であればあるほど、把握しやすくなります。

そのため、コーチングでは、あらゆる物事に対し、**ゴールからみた現在の状況を数値化してとらえる**ことを積極的に行っていきます。その数値が必ずしも正確なものでなくても、現在地から頂上までの距離がイメージとして把握することができます。また、目標達成のための行動の第一歩が設定しやすくなるという効果も期待できます。

具体的には、次のような数値化する質問を自分自身に投げかけてみましょう。

「%」で数値化

「マイゴールを達成した状態を１００%とすると、今は何%ぐらいかな？」

「その差を10%縮めるためには、どんなことが必要だろうか？」

「そのために必要な情報や資料は何だろう？　助けてくれる人や物はあるかな？」

点数で数値化

「自分の理想の姿が１００点だとすると、今は何点だろうか？」

「どんなことができていないために、点数が開いているのだろう？」

「その点数を10点アップするためには、何から始めたらいい？」

登山で数値化

「理想のゴールを頂上に例えると、今は何合目？」

「これから登山していくためには、何と何が必要だろうか？」

「まず一合頂上に近づくためには、何から手をつけたらいいか？」


このように数値化してみることで、現実が把握でき、自分に足らない部分が数値として具体的に把握できるようになります。ゴールに向かう行動も、数値として細分化しながら考えられるようになります。

例えば「30歳くらいにアメリカでドクターとして活動してみたい」という目標は、一見すると非常に壮大な目標ですが、この方法を使って「**1割だけゴールに近づく行動**」を決定すれば、具体的な第一歩を踏み出していくことができます。例えば英会話のスキルアップの方法を探すとか、実際にアメリカでドクターをしている日本人にコンタクトをとってみるとか、些細な一歩でもいいのです。千里の道も一歩から。まずは一歩踏み出すことが肝心なのです。

コーチングでは、「**行動が行動を呼ぶ**」とよく言われます。小さな行動を積み重ねていくことで、いつの間にかゴールに近づいていくことができる、つまり大きく飛躍できるというわけです。

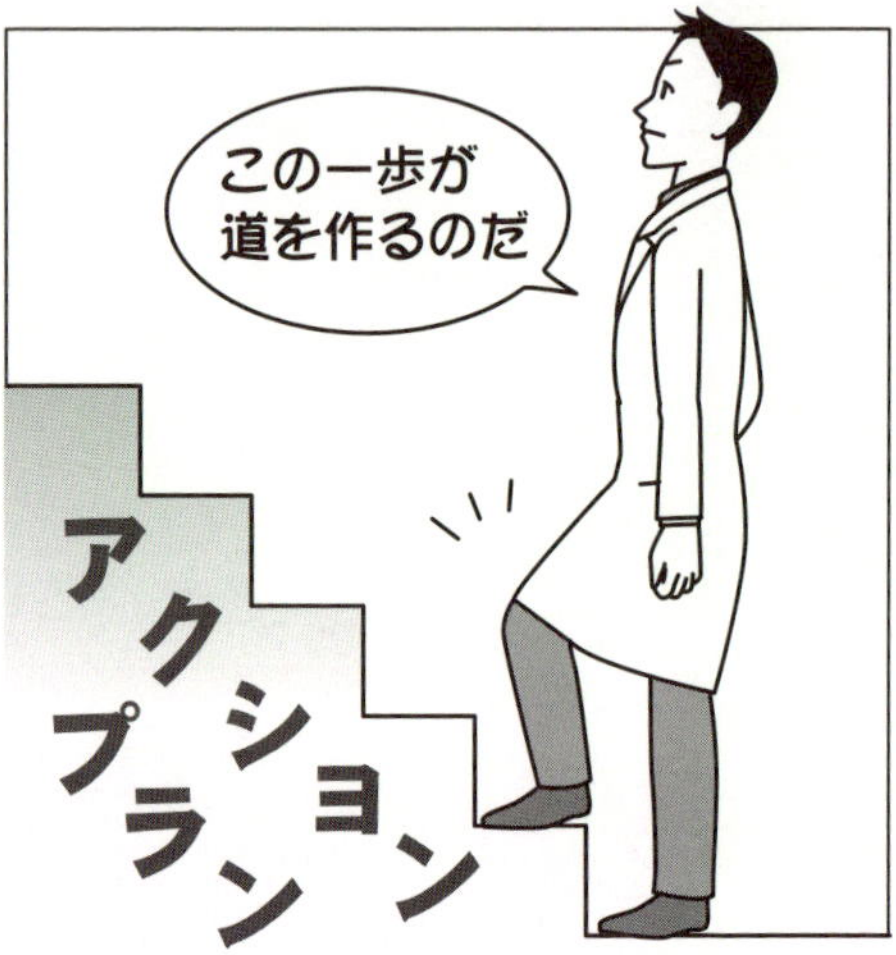

はじめの一歩

アクションプランの実行を宣言する

「数値化する」スキルを使って最初の第一歩のアクションプランを立てることができたら、誰かに行動の宣言をしてみましょう。人は、**自分に対する約束は簡単に破るけれども、他人に対する約束はなかなか破ることができない**性質を持っています。そのため、行動を他人に宣言することが、その実行率を効果的に高めることにつながっていくのです。あなたの身近な信頼のおける人に対して、思い切って行動を宣言してみましょう。

コーチングでは、これをスキルとして次のようなポイントにまとめています。

スキル『行動宣言』

アクションプランを立てたら、4つのポイントからなる行動宣言を行います。宣言する相手は、自分を応援してくれる人、サポートしてくれる人、信頼関係が構築できている人がベストです。

「何をするつもりか」

「いつからやる予定か」

「いつまでに完了させる予定か?」

「その結果を、いつ、どこで報告するか?」

この4つのポイントについて宣言してみましょう。

とくに**結果や状況を報告する日を設定すると、実行率は確実にアップします。**例えば、論文を作成するという目標を持った場合、「○日後に会うときまでに○ページまで仕上げられるように頑張ります」とか、「一週間後に電話で、完成したかどうかを報告します」などと、他人に報告する約束をしておくのです。こうすれば自分だけで計画しているより、はるかに実行率は高まります。

あなた個人だけではなく、患者の闘病サポートやグループで何かに取り組む場合にも、このスキルは効果があります。例えば、あるプランの実施を検討しているスタッフに対しては、「そのプランの第一段階は来週から行う予定にしましょう。来週の水曜日の午後に集まって、お互いに進捗状況を報告しあいましょう」とか、食事療法をスタートする患者さんには、「明日からカロリー制限をスタートされるのですね。二週間後の外来で、まずは食事日記をチェックさせてください」といった感じです。

ステップ③　行動をサポートする

目標達成のために、第1ステップではマイゴールを決定し、第2ステップでは具体的なマイ・アクションプランを設定しました。これでおのずと行動の第一歩がスタートしていきます。では、次には、何を目指したらよいのでしょうか？

第3ステップでは、その第一歩めの行動を、いかに二歩め、三歩めと継続させていくかというサポートの段階に入っていきます。やる気を維持して行動を順調に継続してこそ、目標達成が現実化できるというもの。コーチングでは通常、他人の目標達成のための行動をサポートしていくことが多いのですが、自分自身に対しても行動のサポートは可能です。

そのためのスキルとポイントは次のとおりです。

長期的な行動サポートのシステムづくり

アクションプランのところでも解説しましたが、人が行動を継続するためには、自分以外の他人への公言化が大きな影響力を持っています。「○○さんと～することを約束した」「○日に行動の結果を報告することになっている」という意識は、行動を起こし、継続するアクセルとなります。

このことから、定期的に行動の進捗状況を報告するシステムをあらかじめつくっておくことが、行動サポートの基本です。そのため他者に対するコーチングでは、通常、電話や面談の約束を定期的に行い、報告のシステムをきっちりと取り決めていきます。

自分自身の目標達成を目指す場合も、誰かにお願いして行動の進捗状況を報告するシステムを意図的につくってみてください。例えば先述した「5年後アメリカで医師になる」という目標ならば、友人や家族にお願いして、1か月おきに自分のたてた目標をクリアしたかどうか電話で報告させてもらうようにお願いするなどです。

行動がとん挫しやすいダイエットや禁煙などの目標の場合は、1週間か2週間おきのほうがうまくいく場合もあります。あなたの計画の内容やライフスタイルに合った報告システムをつくってみてください。

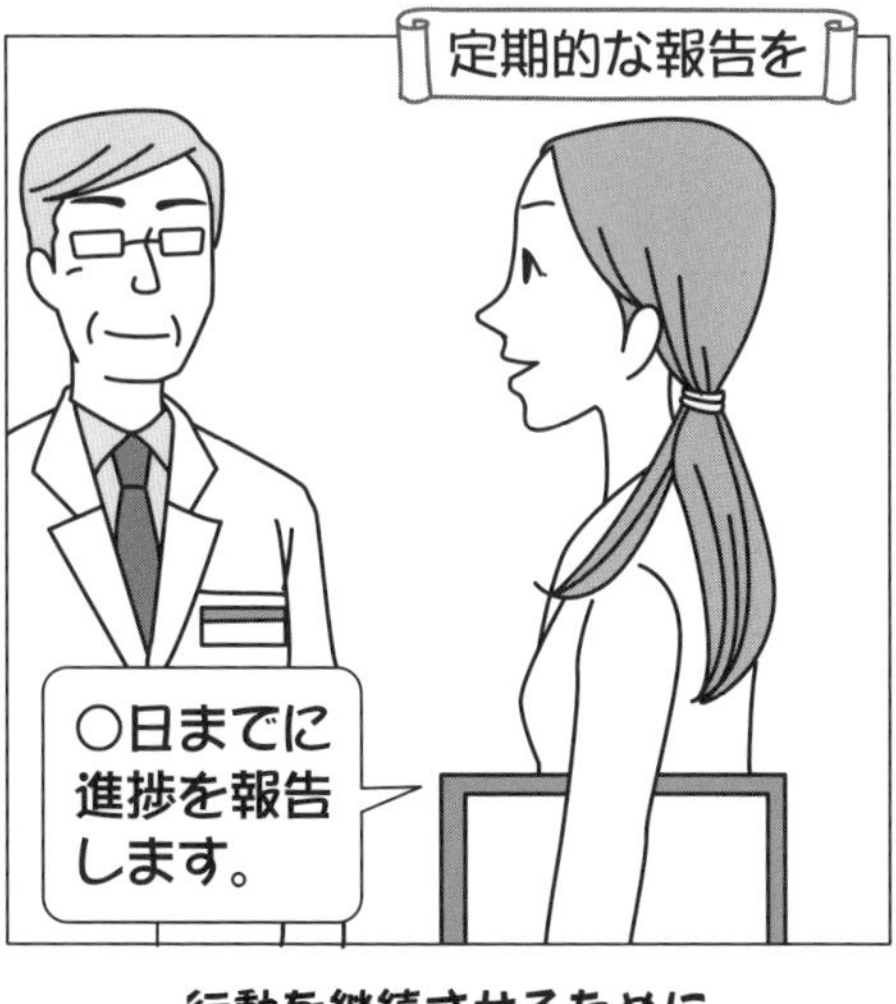

行動を継続させるために

効果的なサポートスキルを活用する

目標に向かう行動は、それが長期にわたればわたるほど、とん挫しやすくなります。行動を継続させていくためには、次のようなサポートスキルを自分自身に使ってみましょう。もちろん他者に対しても有効ですので、さまざまなシーンで活用してみてください。

スキル 失敗した時は、「なぜ」ではなく「何」で分析する

予定していたプランや行動ができなかったとき、失敗したとき、思わず、「なぜできなかったの？」と自分を責めてしまいそうになります。これは第3章で解説した過去型否定型質問にほかなりません。こういう問いかけを自分にしてしまうと、前向きなアイデアや、やる気が起こりにくくなってしまいます。

そこで、失敗したときや上手く行動できなかったときは、「何が原因だったのか？」「できなかった理由は何だったんだろう？」と、主語を「何」にして問いかけてみましょう。このような問いかけをすると、**冷静に原因を分析する気持ちになれる**ため、良い解決策が浮かんだり、次回の成功率がアップしやすくなります。

スキル とにかく「やった」という行動の承認をする

基本のスキル「承認する」を思い出してください。人のやる気は、承認されればされるほど高まっていきます。たとえ結果が伴っていなかったときも、行動に取り組もうとした姿勢に対しては、惜しまず自分自身を承認してあげましょう。

「今回は上手くできなかったけど、とにかくトライしたんだから。そこは頑張ったよな」

「結果は失敗だったけど、行動したということに対しては自分をほめてあげよう」

などと、ねぎらいの言葉を自分にかけてあげてください。

もし行動宣言どおりにアクションプランを完了できている場合は、さらに大きな承認を与えてあげることはいうまでもありません。小さなご褒美を自分にプレゼントしてもいいですよね。

スキル　未来型質問を多用して絶えず次の行動を決定する

基本のスキル「質問する」を思い出してください。行動ややる気をさらに促すためには、未来に焦点がある未来型質問が有効でしたよね。

ぜひ未来型質問を自分自身に投げかけて、次の行動をどんどん見つけていきましょう。目標が達成されるまでは、とにかく**ゆっくりでも小さくてもいいから、行動し続ける**ことが成功へのコツなのです。例えば、次のような問いかけをしてみるとよいでしょう。

「次からは、どんなことができるかな？」
「今回の失敗から考えると、次はどうしたらよいかな？」
「さらに成果をあげていくためには、何をする必要があるだろう？」

スランプに陥ったときの問いかけ

ダイエットに体重停滞期がつきもののように、どんな目標達成行動にも、スランプに陥る可能性が隠れています。行動が次々と成果を生んでいるときはいいのですが、思ったように効果がでなくなったときは、どのようにアプローチしたらいいのでしょうか？

そんなときに有効なコーチングスキルを２つご紹介しましょう。

スキル　**視点を転換する**

物事が、うまくいかなくなってくると、雰囲気が陰鬱になり、否定的なものの見方をしがちです。考える内容も愚痴やいいわけが増えてくるし、いわゆるマイナス思考が多くなってきますよね。

そんな時には、次のようなメッセージを自分自身に送り、**ポジティブ思考へと視点を転換する**ように自らを誘導していきましょう。

「うまくいかなくなった原因は、何だろうか？　それを改善することができたなら、自分の目標達成のための大切な材料になるはずだ」

「うまくいかないのは、自分に能力や才能がないのではなくて、たんに方法が合わなかったり、運が悪かっただけ。これは他のアプローチに切り替えるチャンスだと考えよう」

「今までのやり方が通用しないということは、大きな転機を迎えているということだ。従来のやり方が通用しない段階に一段階進んだのかもしれない。新しいやり方はないだろうか？」

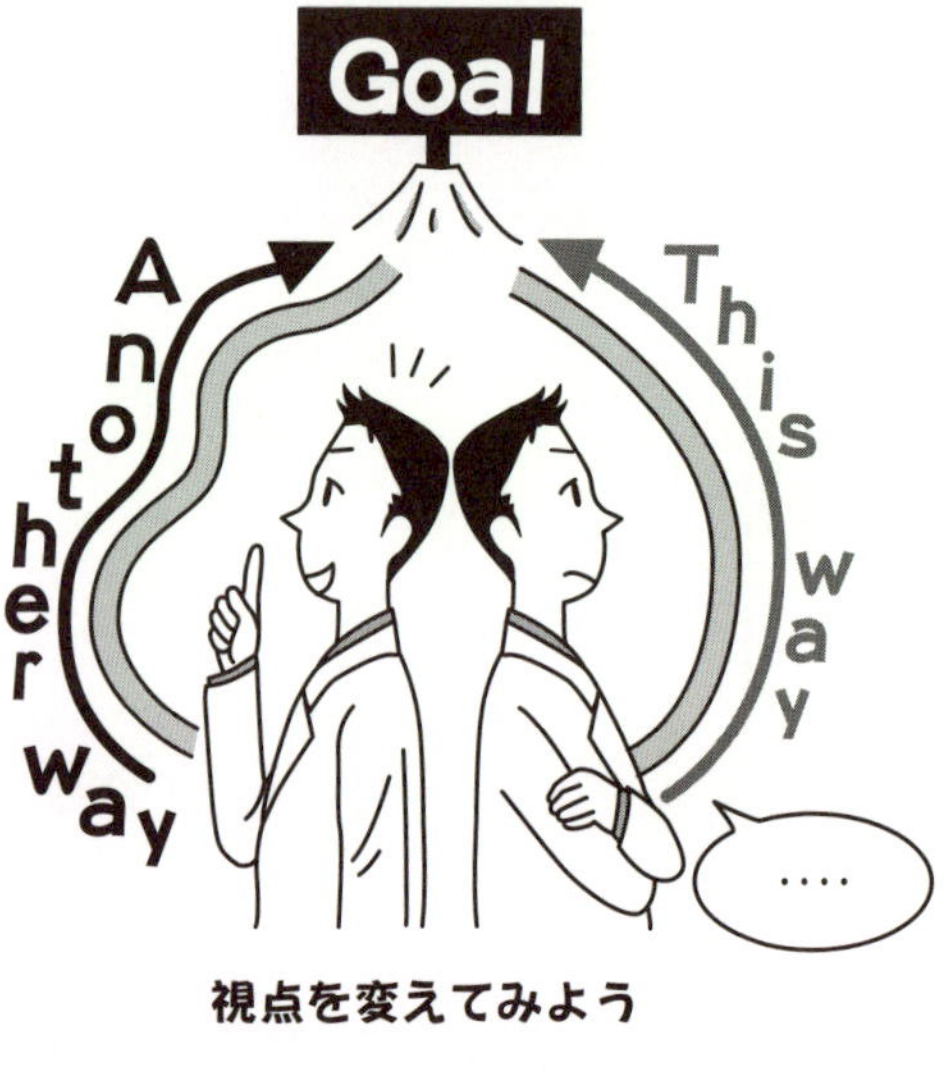

視点を変えてみよう

スキル　過去の成功体験を思い出す

スランプに陥ったとき、視点を変えることに成功すると、マイナス思考が改善しはじめます。視野が広がり、心に余裕が生まれてきたら、次にはスランプから脱する具体的な解決策を考えていくことが大切です。

こんなとき、よく使うスキルが、過去の成功体験を思い出すというスキルです。**過去の成功体験には、何らかの問題解決のヒントが隠されている**ことが多々あります。それを見つけ出して、これからのアクションプランに応用していくことを意識して行ってみましょう。

例えばこんな感じで自分に問いかけてみるのです。

「今までの経験上、スランプに落ち込んだあと、非常にうまくいったことはないか」
「そのときはどのようにして切り抜けたのか?」
「今回のマイゴールに到達するために、参考にできるところはないだろうか?」

このように、過去の成功体験を思い出すことから、現在のスランプから抜け出すヒントを探していくということもときには有効です。直接活用できるヒントが得られなかったとしても、過去に嬉しかったことを思い出すことで、精神状態もポジティブになるため、次のアクションプランも浮かびやすくなります。

◇実際に3ステップ法を使ってみよう

今まで解説してきたステップ1からステップ3までの目標達成法をマスターするためには、まず自分自身で小さな目標達成を体験してみるのが一番です。どんなことでもいいので、3ステップ法を使って目標を達成するための行動をしてみましょう。

「ダイエットして痩せる」

「運動や英会話など自分磨きを始める」

「家族や友人とのコミュニケーションを改善する」

「何かの資格をとる」

「学会発表にトライする」

など、どんな目標でも構いません。「**したいと思っていて実行できていないこと**」を、まず一つ見つけて自分自身をコーチングしてみましょう。

わかりやすいように、3ステップ法に沿った表を用意しました。表を埋めていくことで、3ステップ法の手順に沿いながら、セルフコーチングすることが可能です。貴重な成功体験のひとつにすべく、ぜひ頑張ってみてください。

3ステップ法　実践計画表

ステップ1　「マイゴールの設定」	
目標達成したいこと	
その目標を実行するためのメリット、デメリット	
イメージング 目標を達成した姿を詳細にイメージする	
ステップ2「マイ・アクションプランの設定」	
数値化 マイゴールと現在の状態の差を数値化し、第一歩を決定する	
行動の宣言 何を、いつから、どこで行うか？ いつまでに完了させるか？ その行動チェックはどうするか？	
ステップ3「行動をサポートする」	
定期的にフォローするシステムを作る	
効果的なフォローを行う 行動の承認を行う 出来なかった部分は原因を分析する 未来型質問で、次の行動を決定する	
スランプに陥った時 視点を転換する 過去の成功体験を思い出す	

◇患者への3ステップ法の活用例

ここでは、メディカルコーチング流の目標達成法である3ステップ法の活用例を、医療現場での事例を設定して具体的にご紹介します。

この3ステップ法は、もともと他者の目標達成をサポートするために考案したものですので、患者との会話に活用できます。

ステップ1　「マイ・ゴールの設定」
ステップ2　「マイ・アクションプランをつくる」
ステップ3　「行動をフォローする」

といった流れを念頭におきながら、会話を読んでみてください。第3章で紹介したコミュニケーションスキルも随所で使っていますので、あわせてご確認ください。

◎事例：食事制限が守れない患者への対応

Aさんは営業職のビジネスウーマン。数年前から体型が崩れ出し、中年太りが始まった。医者からは生活習慣病になる恐れがあるといわれ、ダイエットを決意した。しかし、なかなか食事制限が守れない。

《3ステップ法を意識しない会話》

医師 「Aさん、体重が1kgも増加していますよ。前回ご説明した食事法をしていただけなかったのですか？」

患者 「はい…すいません。接待が立て続けにあって、ちょっと食べ過ぎちゃったものですから」

医師 「この前もお願いしましたが、本気で食事法を頑張っていただかないと、体重は減りませんよ」

患者 「よくわかってるんですが、接待だと自分だけ食べない訳には、いかなくて…」

医師 「でも体のことより仕事を優先していると、いつまでたってもダイエットは成功しないですよね？」

患者 「はい…まあそうですけど…」

医師 「じゃあ、もっと頑張って食事制限を守ってください。このままだと、50代になったら本格的な病気が起こってきますよ」

患者 「はい…。気をつけます」

《3ステップ法を意識した会話》

医師「Aさん、体重が1kg増加していますね。原因は何でしょうかね？」 オープン型質問

患者「はい、接待が立て込んでしまって、食べ過ぎたせいかと思います」

医師「なるほど、接待が立て込んで食べ過ぎてしまったんですね」 おうむ返し 「一度お聞きしたいと思っていたのですが、ダイエットは、Aさんにとって大切な目標ですよね？」

患者「ええ、もちろん、そうです」

医師「もう一度、Aさんのダイエット目標をおっしゃっていただけますか？」

患者「はい、この1年で体重を10kg落として、BMIを標準にするのが目標です」 マイゴールの設定

医師「では、改めてお聞きしますが、Aさんにとって、ダイエットすることによるメリットは、具体的に何が考えられますか？」 メリットを具体化する

患者「まず、私は化粧品の営業職ですから、スリムになったほうが心象が良くなります。それに、このまま肥満の状態が続くと、本格的な病気になる可能性があると言われました。血圧も高めなので、肥満は要注意なんです。だから、いつも頑張りたいとは思っているのですが…」

医師「なるほど、それで他には？」 ゼロ・ポジションで聴く

患者「そうですねえ、ダイエットすれば、もっと動きやすくなるでしょう。そうしたら、昔趣味だったダンスも、気軽に楽しめると思います」

医師「なるほど、メリットが沢山あるようですね。じゃあ、反対にダイエットするデメリットは？」

デメリットを具体化する

患者「やはり営業職なので、今回のような接待が多いので、食事法をしていくのが負担ですね」

医師「なるほど、接待が多いと食事法が負担なのですね」おうむ返し

患者「はい」

医師「どういうふうに負担なのか、詳しく教えてもらえますか？」塊をほぐす

患者「やはり、こちらが招待しておいて、自分だけ料理を食べないというのは、不自然でしょ。お酒も付き合いがありますし。食事法しなきゃと頭では分かっているのですが、できないジレンマにイライラしちゃいます」

医師「なるほど、そういったジレンマでイライラした気持ちになるのですね」おうむ返し

患者「はい」

医師「では、現在の状況は、Aさんご自身の理想の状態が100％だとすると、何％ぐらいでしょうか？」数値化する

患者「そうですねえ、30％ぐらいかなあ」

医師「では、その30％を10％アップさせるために、何かできることはありませんか？」

患者「そうですねえ・・接待をできるだけ和食にしてもらって、低カロリーメニューにすることでしょうか？」

医師「私もそれはすごくいいアイデアだと思います」Iメッセージで承認「そのほかに、私からひとつ提案をしてみてもいいですか？」許可をとる枕詞

患者「はい、どうぞ」

医師　「お酒を飲むときは、炭水化物か油物だけ減らすようには、できないでしょうか？　例えば揚げ物だけ残すとか、ごはんやパンだけ手をつけないというのはどうでしょう？　それだけで、大分カロリーがおさえられますよ」

患者　「あ、そうか。その程度なら、接待でも不自然じゃないと思います」

医師　「では、接待はできるだけ和食にすることと、お酒を飲むときは油物や炭水化物を減らすことを実行してみましょうよ」

マイ・アクションプランの設定

患者　「はい、その程度だったら、実行できると思います」

医師　「まず、いつから、どこで実行できそうですか？」

行動の宣言を促す

患者　「あさって接待がありますので、早速、和食のお店に変更して実践してみます」

医師　「あさってですね。ぜひ実行してみてください。その成果を来月、ここで教えていただけますか？　体脂肪率がどうなるか、楽しみですね」

行動をサポートする

患者　「はい、頑張ります」

※目標達成の3ステップ法を意識しながら、会話を進めています。まず、ステップ1として、メリット・デメリットを明らかにしながら、「1年間で10kgのダイエットをする」というマイ・ゴールの設定を再確認します。

次に、ステップ2として、マイ・アクションプランを「数値化する」スキルを駆使しながら、相手から具体的な行動を引き出しています。また、基本スキルの「枕詞」を使い、医師からも効果的な提案を行っています。そして、いつから、どうやって行動を開始していくかという「行動宣言」をしてもらい、実行率を高めています。

さらに、ステップ3として、次回の診療日に結果報告をしてもらうと決めることで、行動フォローを計画しました。全体を通して、「おうむ返し」や「塊をほぐす」スキルを使うことで、相手の言葉を受け止め、相手との心の距離を縮めようと心がけています。そのためとても良いコーチング的な雰囲気がつくれました。

医者になったらすぐ読む本

定価（本体 2,800 円＋税）

2011 年 4 月 29 日　第 1 版発行
2012 年 5 月 28 日　第 1 版 2 刷

著　者　奥田弘美

発行者　梅澤俊彦

発行所　日本医事新報社　**www.jmedj.co.jp**
〒101-8718　東京都千代田区神田駿河台 2-9
電話 03-3292-1555（販売）・1557（編集）
振替口座 00100-3-25171

挿　絵　川野郁代

装　丁　マルプデザイン

印　刷　ラン印刷社

ISBN978-4-7849-4320-3